약이 되는
한국의 산나물 50

약이 되는
한국의 산나물 50

초판 1쇄 인쇄 2025년 7월 10일
초판 1쇄 발행 2025년 7월 15일

지은이 이상각
펴낸이 최화숙
편집인 유창언
펴낸곳 아마존북스

등록번호 제1994-000059호
출판등록 1994. 06. 09

주소 서울시 마포구 성미산로2길 33(서교동), 202호
전화 02-335-7353~4 | 팩스 02-325-4305
이메일 pub95@hanmail.net/pub95@naver.com

ⓒ 이상각 2025

ISBN 979-89-5775-339-2 13510

값 18,000원

* 파본은 본사나 구입하신 서점에서 교환해 드립니다.
* 이 책의 판권은 지은이와 아마존북스에 있습니다. 내용의 전부 또는 일부를 재사용하려면 반드시 양측의 서면 동의를 받아야 합니다.

* 아마존북스는 도서출판 집사재의 임프린트입니다.

약이 되는 한국의 산나물 50

이상각 지음

아마존북스

차 례

I. 우리는 왜 산나물을 먹어야 하는가? ……………… 9

II. 우리 몸을 살리는 야생의 약이 되는 산나물

1장 내 몸을 살리는 신비한 산나물 레시피 …………… 17
2장 야생의 약이 되는 산나물 ……………………………… 23

- 01 참취 ……………………………… 25
- 02 곰취 ……………………………… 29
- 03 눈개승마(삼나물) ……………… 33
- 04 산마늘 …………………………… 37
- 05 어수리 …………………………… 41
- 06 참나물 …………………………… 45
- 07 참당귀 …………………………… 49
- 08 고려엉겅퀴(곤드레나물) ……… 53
- 09 원추리 …………………………… 57
- 10 풀솜대(지장보살) ……………… 61
- 11 산달래 …………………………… 65
- 12 삽주(삽주싹) …………………… 69
- 13 잔대(잔대싹) …………………… 73
- 14 비비추 …………………………… 77
- 15 병풍쌈(취) ……………………… 81
- 16 두메부추 ………………………… 85
- 17 고비 ……………………………… 89
- 18 엉겅퀴 …………………………… 93

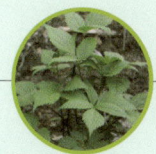
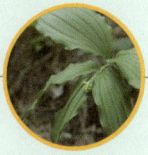

19 단풍취	97
20 얼레지	101
21 우산나물	105
22 독활(땅두릅)	109
23 개미취	113
24 미역취	117
25 섬쑥부쟁이(부지깽이나물)	121
26 모시대	125
27 영아자	129
28 서덜취	133
29 박쥐나물	137
30 산머위(머위)	141
31 전호나물	145
32 파드득나물(반디나물)	149
33 산부추	153
34 산질경이(질경이)	157
35 산옥잠화	161
36 는쟁이냉이(산갓)	165
37 밀나물	169
38 둥굴레	173
39 배초향	177
40 마타리	181
41 바디나물	185
42 일월비비추	189

3장 야생의 약이 되는 나무나물 … 193

43 구기자나무순 … 195
44 오갈피나무순 … 199
45 참죽나무순 … 203
46 두릅나무순 … 207
47 음나무순(개두릅) … 211
48 다래나무순 … 215
49 화살나무순(홑잎나물) … 219
50 산뽕나무잎 … 223

참고문헌 … 227

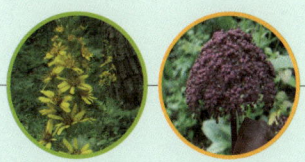

I.
우리는 왜 산나물을 먹어야 하는가?

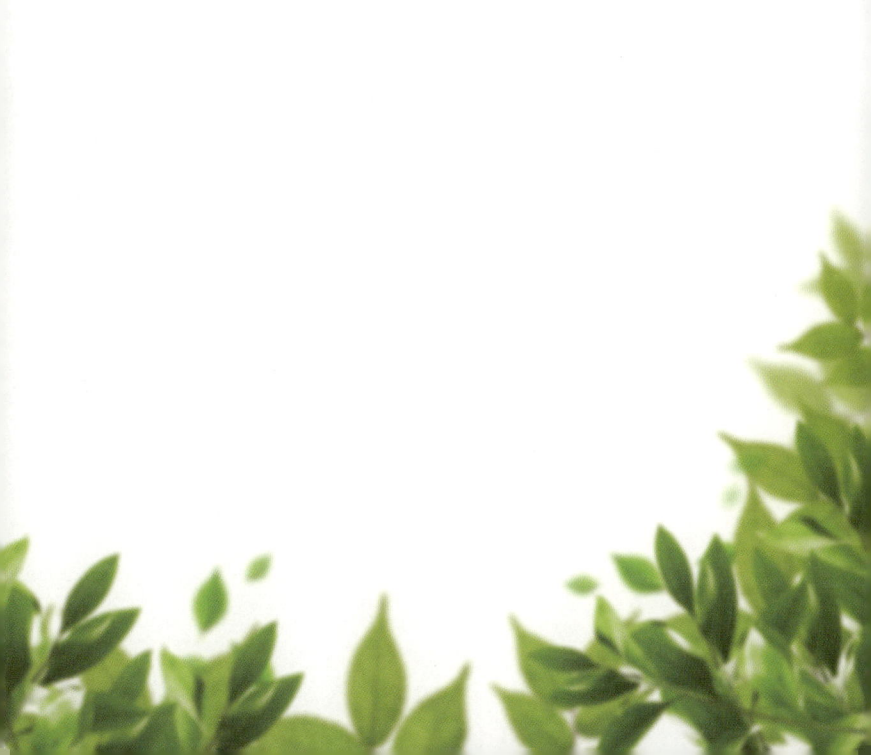

- 산나물은 몸을 건강하게 하고
  정신을 안정시키는 효과가 있다.

- 산나물은 앞으로 발병할 질병을 예방하고
  치유할 수 있는 약용식물이다.

- 산나물의 특수한 성분은
  암, 치매, 고혈압, 당뇨 등을 예방하고
  치유할 수 있는 약초이다.

- 산나물은 아픈 내 몸을 건강하게
  회복하는 데 도움을 준다.

- 산나물은 질병을 이기는 면역력과
  자연치유력을 증대시켜 준다.

최근에는 자연(야생)에 대한 새로운 인식을 하고 있다. 봄이 되면 산과 들을 찾아 산나물을 찾는 사람이 놀랍게 증가하고 있다. 또한 도시의 백화점이나 대형마트에는 다양한 산나물의 종류들이 팔리고 있다. 산나물이 자라는 곳은 자연의 산이고, 도시는 콘크리트와 강철로 뒤덮어져 있는 인공의 산이다. 건강을 생각할 때 도시환경은 스트레스를 증가시키고 심리적인 안정감을 저하시키는 곳으로 현실과는 너무나 멀리 떨어져 있다.

우리는 자연을 떠나 살 수 없다. 자연에서 태어나 자연에서 살다 자연으로 다시 돌아가야 한다. 자연에서 살아온 산나물은 우리가 자연에 머무는 동안 생명과 건강을 책임지는 약초가 되었다. 자연은 늘 우리 마음속에 있다.

겨울의 추위가 끝나고, 새롭게 싹이 트는 잎과 꽃은 자연의 색깔을 만들어 낸다. 우리는 봄을 맞는 식물, 건강을 주는 식물, 즉 산나물을 기다리게 된다. 봄의 산나물은 향기롭고, 맛깔나고, 부드럽다. 봄이 지나면 식물은 생존을 위한 방어수단으로 억세(단단해)지고, 쓰(쓴)게 되고, 독성을 가지게 된다. 쓰고 독성이 강한 성분이 약성을 가진 물질이다. 대부분 식물들은 가을이 되면 뿌리에 양분을 저장하고, 봄이 되면 잎을 키우고, 튼튼한 꽃대를 만들어 예쁜 꽃을 피우기 위해 양분을 이용한다. 이와 같이 식물의 생활사에서 꽃이 피기 전까지가 나물채취에 가장 적합한 시기이다. 물론 식물 종류에 따라 꽃이 핀 후에도 나물로 이용하는 식물도 있다.

산나물이 나는 곳은 낮은 산에서 높은 산까지 분포하며 또한 종류도 다양하다. 산나물의 성분은 맛과 효능을 결정한다. 산나물요리는 전문가나 초보자 간에 재미있고 독창적인(특별한) 새로운 경험이 될 수 있다. 중요한 것은 산나물의 향과 맛은 요리과정과 방법에 따라 완전히 다르다. 요리를 위해 재료를 구입하는 과정에서 재배채소는 인공적인 환경에서 생장이 되었기 때문에 야생환경에서 자란 산나물보나는 비타민과 미네랄 함량이 부족하다. 야생의 자연환경에서 자란 산나물은 재배채소에는 없는 특수한 비타민, 미네랄, 무기성분, 향이 농축되어 있어 성분과 약성에서 월등한 차이가 있다. 이 작은 차이가 우리의 모든 만성

산마늘 ▶

질환을 예방하고 치유할 수가 있어 산나물을 꼭 먹어야 하는 이유가 되는 셈이다.

산나물은 재배채소보다 야생의 환경에서 살아남기 위한 수단으로 강한 향과 특정한 물질을 가지고 있다. 이 강한 향과

▲ 두메부추

특정한 물질이 현대인의 질병과 희귀병을 예방하고 치료하는 약이 되는 셈이다. 오늘날 우리는 영양이 부족한 음식을 먹고 있다고 늘 생각한다. 즉 우리는 지나치게 많이 먹고 있지만 특정 영양소가 부족해 결핍한 상태이다. 이와 같이 산나물은 질병 발생의 원인이 되는 부족한 영양의 불균형을 해결할 수 있는 중요한 약용음식이다.

우리는 산나물이 건강에 놀랄 만한 효과와 효능을 주기 때문에 늘 먹어야 한다. 산나물을 먹는 방법에는 특별한 요리법이 있는 것은 아니다.

산나물은 향과 질감의 두 그룹으로 분리해서 생각을 해야 한다. 요리하는 양념에 따라 약간의 차이는 있다. 산나물 맛은 부드럽고, 쓰고, 달고, 시큼하고, 맵고 또한 자극적이다. 부드럽거나 향이 있는 산나물은 강한 양념을 안 쓰는 것이 좋다. 향이 없는 산나물은 강한 양념을 첨가해도 좋다. 또한 산나물 샐러드는 토마토, 견과류 등을 첨가하여 기능성을 향상시키는 것도 나쁘지 않다. 산마늘, 두메부추, 는쟁이냉이 등과 같이

매운 자극적인 맛을 내는 산나물은 당근, 과일을 넣어서 매운 맛을 잡아주는 방법도 있다.

우리가 평상시 건강을 지키기 위해서는 다양한 음식물을 섭취해야 한다. 특히 음식물로 인한 질병을 예방하려면 비타민이 많고 항산화물질이 풍부하게 함유되어 있는 산나물을 많이 섭취해야 한다. 균형 잡힌 영양을 섭취할 수 있는 산나물의 섭취가 각종 생활습관병을 예방하고 건강을 지킬 수 있다. 생활습관병은 식습관이 원인인 경우가 대부분이다. 오늘날 가장 무서운 병인 암 발생의 원인은 칼로리의 과잉, 지방과 단백질의 과다섭취, 스트레스 등을 들 수 있다.

오늘날 우리는 자신의 몸을 지키기 위해 식단을 건강식과 기능식에 맞추고 있다. 우리는 음식도 찾아가고 골라가며 선택해서 먹을 수 있는 시대에 살고 있다. 이제는 맛있게, 조금은 색다르게, 그러면서도 건강식과 기능성(약성)까지 갖추어진 산나물을 찾아야 한다. 미래의 행복한 삶의 핵심인 건강을 위해서는 산나물이 늘 포함된 토종밥상으로 바꾸어야 한다.

백세건강은 내 스스로 만드는 것이다. 인스턴트식품을 멀리하고 가공되지 않은 음식, 즉 미네랄, 비타민, 무기성분이 풍부한 산나물로 되돌아가야 한다.

— 이상각

II.
우리 몸을 살리는
야생의 약이 되는 산나물

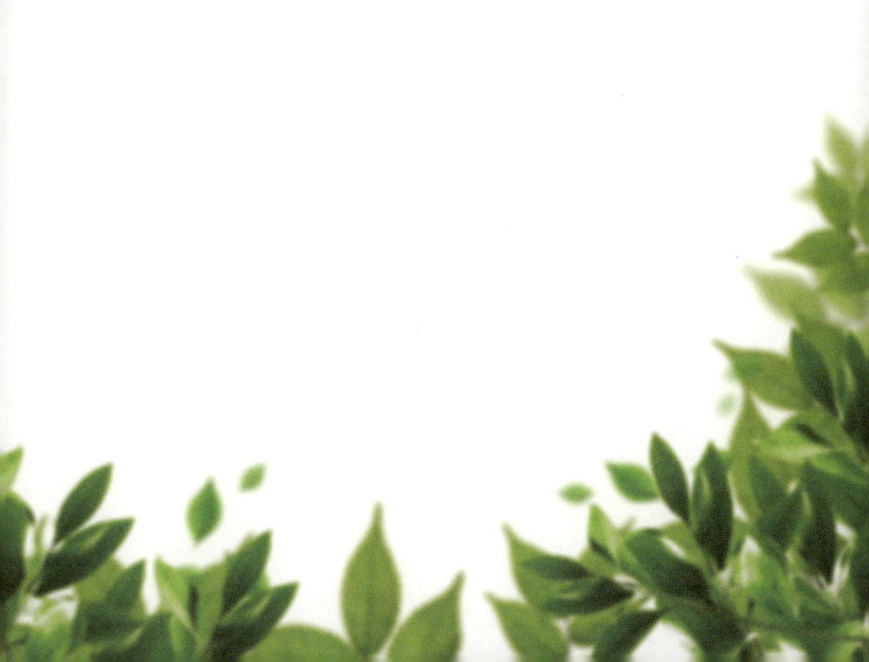

1장

내 몸을 살리는 신비한 산나물 레시피

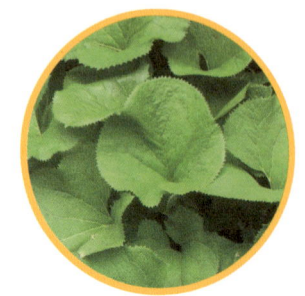

▲ 곰취

자연에서 채취했거나 마트에서 구입한 산나물을 요리하는 방법은 다음과 같다.

1. 생 또는 생쌈으로 먹는다 : 독성이 없는 산나물은 생으로 또는 생쌈으로 먹는다. 생이나 생쌈으로 산나물을 먹어야 하는 이유는 다양한 영양소가 살아 있기 때문이다. 즉 비타민, 미네랄의 파괴없이 섭취할 수 있다. 중요한 것은 효소가 살아 있다는 점이다. 특히 생이나 생쌈은 우리 몸의 노폐물이나 독소제거에 크게 영향한다. 또한 면역력을 증가시키고 항산화작용을 한다. 이와 같이 약성이 좋은 산나물을 생이나 생쌈으로 먹을 경우에는 암 예방, 독소와 노폐물 제거 등의 효과가 더 크다.

2. 나물무침을 요리하는 방법은 다음과 같다.

<u>1) 데치기</u> : 끓는 물에 소금을 조금 넣고 데친다. 산나물은 섬유질이 질긴 편이므로 줄기를 눌러 보아 가며 충분히 데친다. 충분한 양의

물로 센 불에서 데쳐야 한다.

(1) 소금을 한 숟가락 넣고 데친다(소금을 넣고 산나물을 데치면 색이 파랗고, 비타민C의 파괴를 줄여 준다).

(2) 줄기가 억센 산나물은 줄기 부분을 먼저 넣고 약 15초 후에 잎 부분을 마저 넣어 30~60초만 데치면 된다. 산나물을 알맞게 데치면 아삭하고, 너무 데치면 물러진다(산나물의 종류에 따라 데치는 시간에 차이가 있다).

(3) 산나물은 열과 공기에 접촉하면 초록의 색깔이 변한다. 데친 산나물은 바로 얼음물이나 찬물로 두세 번 헹구어 준다.

2) 우려내기 : 데친 후 독성이 있는 산나물은 특유의 독한 맛이 우러나도록 찬물을 1~2회 갈아가며, 2~3시간에서 5~6시간 정도 충분히 우려낸다.

3) 산나물 다듬기 : 물기를 꼭 짜고 줄기의 질긴 부분을 잘라낸다. 데치기 전에 다듬을 수도 있으나, 데친 후에 다듬는 것이 뻣뻣한 줄기를 골라내기에 더 좋다.

4) 요리하기 : 산나물에 들기름(참기름)을 넉넉히 둘러서 살짝 볶는다. 여기에 간장으로 간을 맞추고 파, 마늘 다진 것, 깨소금 등을 치고 다시 잘 볶는다. 산나물 요리과정에서 먹을 때 산나물의 독특한 향이 된장, 고추장과는 어울리지 않는 산나물은 된장, 고추장 양념을 하지 않는다.

3. 묵나물을 요리하는 방법은 다음과 같다.

1) 삶기 : 산나물 요리방법의 데치기와 같다.

2) 말리기 : 물기를 꼭 짜서 통풍이 잘 되는 햇빛에 말리는 것이 좋다. 산나물을 묵나물로 만들면 건조·발효되면서 영양성분이 좋아지는 것이 많이 있다. 비타민D와 엽산은 건조할 때 더욱 많아지며 일부 나물은 항산화성분이 높아지기도 한다.

3) 보관하기 : 2~3일 말린 후 비닐팩에 넣어 습기가 차지 않은 실내에 보관한다.

4) 삶기, 우려내기 : 묵나물을 요리할 때는 물에 2~3시간 불린 후 손질하여 쓰며, 충분히 삶는다. 다음은 나물무침과 같이 한다. 묵나물요리는 생나물을 요리한 것보다 그 향취가 더 은은하다.

5) 산나물 다듬기 : 물기를 꼭 짜고 줄기의 질긴 부분을 잘라낸다. 삶기 전에 다듬을 수도 있으나, 삶은 후에 다듬는 것이 뻣뻣한 줄기를 골리네기에 더 좋나.

6) 요리하기 : 산나물에 들기름(참기름)을 넉넉히 둘러서 살짝 볶는다. 여기에 간장으로 간을 맞추고 파, 마늘 다진 것, 깨소금 등을 치고 다시 잘 볶는다. 산나물 요리과정에서 먹을 때 산나물의 독특한 향이 된장, 고추장과는 어울리지 않는 산나물은 된장, 고추장 양념을 하지 않는다.

4. 장아찌를 만드는 방법은 다음과 같다.

1) 요리방법 1

(1) 조금 큰 잎을 깨끗이 씻어서 물기를 쪽 빼서 묵은 된장이나 고추장, 묵은 간장에 박았다가 이듬해 봄부터 꺼내 먹는다.
(2) 잎이 곰삭으면 매우 부드러워지고 그윽한 향이 감돌아 별미로 먹을 수 있다.

2) 요리방법 2

(1) 잎을 깨끗이 씻어서 물기를 먼저 빼놓는다.
(2) 장아찌를 만들려면 먼저 맛이 나는 육수를 만들어야 한다. 과일(사과), 다시마, 멸치, 양파, 생강, 술(청주)을 넣고 육수의 진한 맛을 우려낸다.
(3) 조금 진하게 끓여서 건더기를 건져 버리고 걸러 낸 육수에 간장과 설탕(또는 효소), 식초를 1 : 1 : 1 비율 또는 물, 식초, 매실액, 간장, 설탕을 같은 비율로 넣어서 팔팔 끓인다.
(4) 육수가 끓는 사이에 나물을 켜켜이 잘 쌓아서 넣는다.
(5) 육수가 완전히 식으면 나물이 푹 잠기도록 육수를 부어 준다. 위로 떠오르지 않도록 무거운 것으로 눌러 준다.
(6) 수분이 많은 나물은 뜨거운 육수로 아삭거리지만, 수분이 적은 나물은 식혀서 육수를 부어야 질겨지지 않는다.
(7) 그늘지고 시원한 곳에 이틀 정도 보관한다. 육수를 두세 번 정도 끓여서 식혀 붓고 냉장고에서 천천히 숙성기간을 거친다.

2장

야생의 약이 되는 산나물

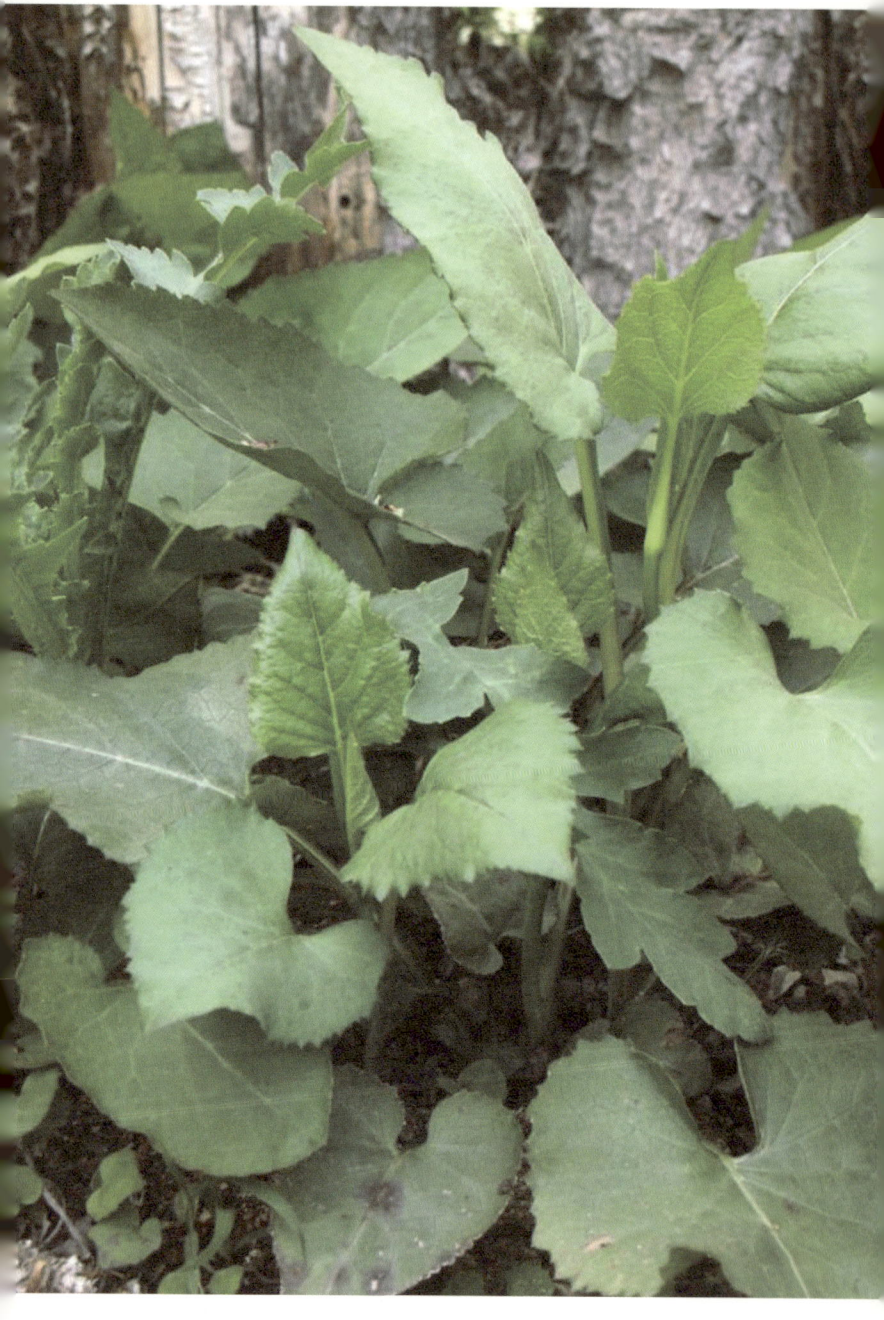

01_ 참취

1. **식물별명** : 나물취, 암취, 취, 나물채, 취나물
2. **생약명** : 한방에서는 봄에 동풍이 불 때 나는 나물이라 하여 동풍채라고 한다.
3. **식물생태 및 나물특성** : 전국 각지의 양지바른 산기슭과 고산지대의 초원에 야생한다. 수분이 있는 양지 또는 반그늘이 진 물빠짐이 좋은 곳에 난다. 생육환경은 공중습도가 높으면 잎이 크고 연해진다. 토양은 부식질이 많은 비옥한 땅이 좋으며 보습력이 있으면서도 배수가 잘 되는 땅이 좋다.

참취는 봄에 돋는 어린순을 취나물이라고 한다. 취나물은 어린잎을 채취하는 것이 좋은데, 특히 잎이 커지면 억세지기 때문에 가능한 어릴 때 채취를 하여야 한다. 참취는 칼륨이 풍부한 알칼리성식품으로 생활습관병 예방에 탁월한 효과가 있다. 어린순과 잎을 된장에 무치거나 볶아 나물로 먹는다. 참취는 환절기 알레르기와 면역력을 높이는 데 효과가 있다. 참취는 쌉쌀한 맛과 독특한 향이 특징인 대표적인

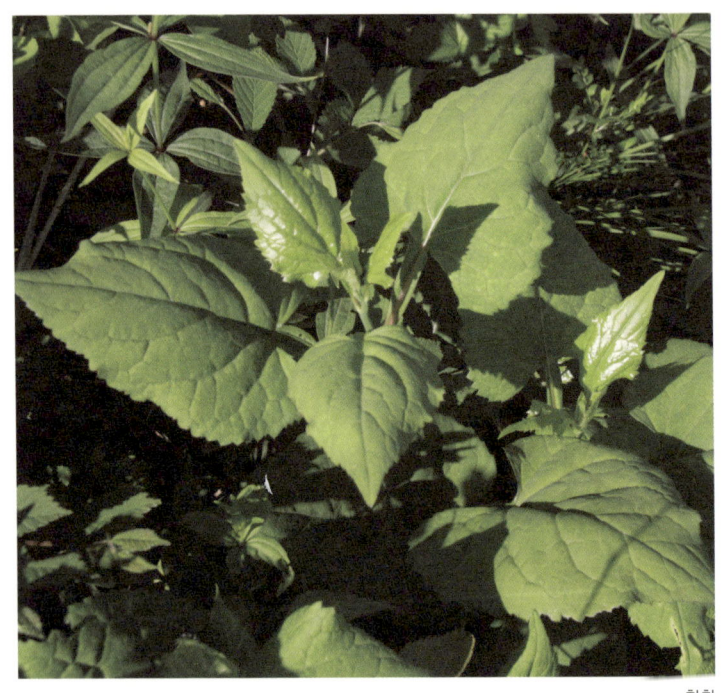

참취

산나물로 단백질, 칼슘, 비타민 등 양분이 풍부하다. 특히 취나물은 면역력을 증가시키는 효과가 있고, 혈전을 방지시켜 혈액순환을 활발하게 하여 생활습관병(성인병)을 예방하는데 좋다. 또한 취나물은 머리를 맑게 하여 집중력 향상과 두뇌발달에 도움을 준다. 특히 뇌기능이 가장 많이 요구되는 학생들에게 더할 나이 없이 좋은 나물이다.

참취는 생으로 먹지 않는다. 참취에는 수산을 함유하고 있어 생으로 먹으면 몸속의 칼슘과 결합하여 결석을 유발할 염려가 있기 때문이다. 수산은 열에 약하므로 끓는 물에 살짝 데치기만 해도 분해가 된다.

4. **효능** : 성분은 칼륨, 비타민A, 비타민C, 비타민B1, 비타민B3, 베타카르틴, 아미노산, 플라보노이드, 사포닌이 많다. 특히 피를 맑게 하는 칼륨 함량이 높은 알칼리성식품이다. 한방에서는 신경통, 골절, 진통 및 현기증, 요통, 타박상, 방광염, 장염치료에 이용한다. 최근 연구에 의하면 항암(유방암, 위암, 폐암), 콜레스테롤을 감소시키는 약리효능(동맥경화), 뇌기능을 활성화하는 것으로 밝혀졌다.

5. 채취 및 요리법

1) 채취시기

4~5월에 어린잎을 나물로 먹는다. 취나물은 산나물의 왕으로 불릴 만큼 봄철에 미각을 살려주는 대표적인 산나물이다. 향미가 독특하여 향소라고도 불리는데 야생에서 채취한 것을 먹으면 향긋한 내음이 입맛을 당긴다.

2) 요리법

끓는 물에 3분 정도 데치는 것이 효능이나 식감과 향을 제대로 살릴 수 있다. 갓 올라온 새순이나 어린잎을 따서 데친 후 무쳐 먹는 나물무침과 데쳐서 말려두었다가 묵나물로 이용한다.

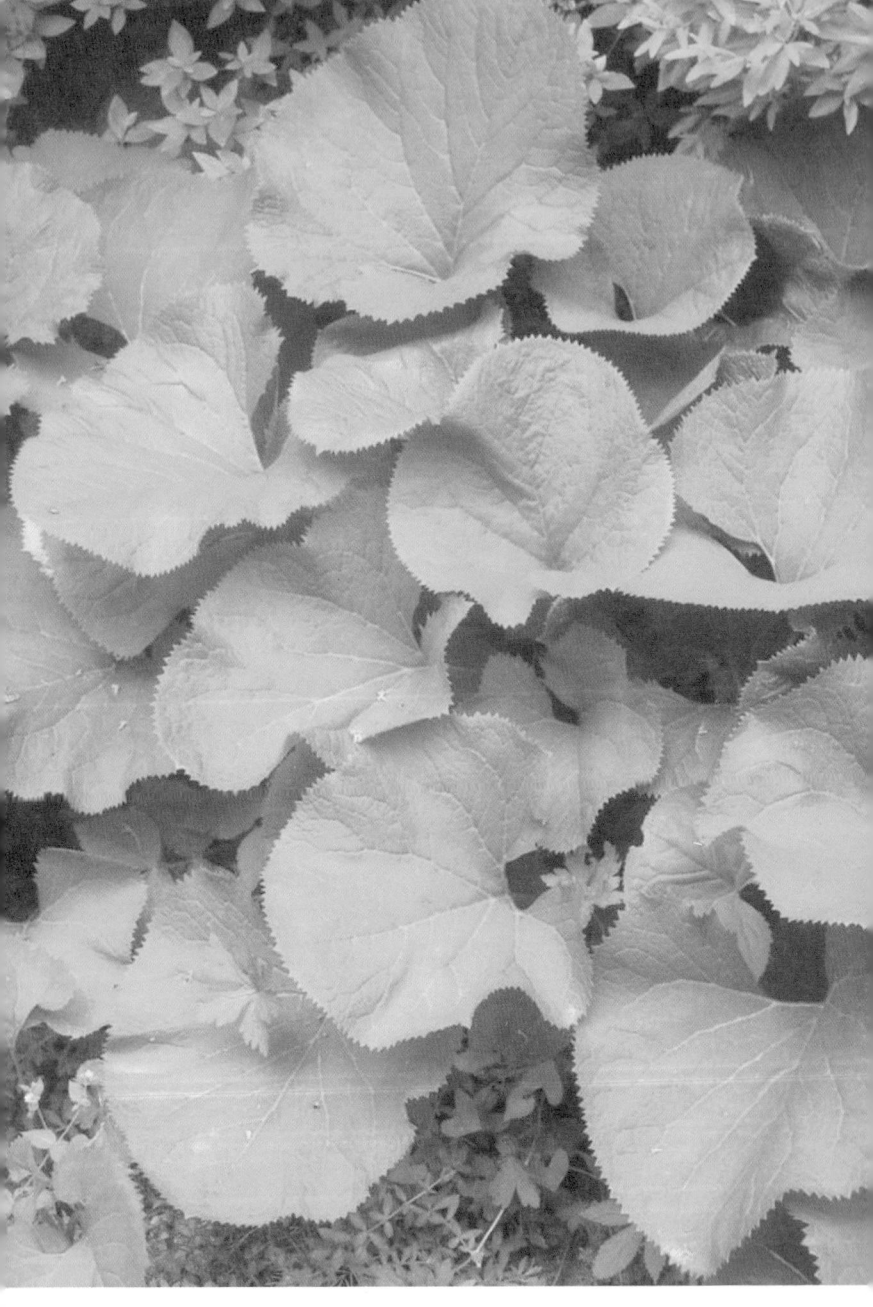

02_ 곰취

1. **식물별명** : 곰달래, 왕곰취, 말곰취, 큰곰취
2. **생약명** : 한방에서는 뿌리가 갈대처럼 굵고 칠처럼 생겼다 하여 호로칠이라고 한다.
3. **식물생태 및 나물특성** : 깊고 높은 산속 큰나무가 듬성듬성 있으며 반그늘이고 촉촉한 땅에 드물게 난다. 습한 곳이나 습지에서 주로 자라지만 표고, 고도에 따라 자라는 환경이 다르게 나타난다. 표고가 높은 곳에서는 햇빛이 잘 드는 양지에 잘 자라고, 낮은 곳에서는 낙엽수림 아랫부분의 동북 사면에 주로 자란다. 비옥한 사질양토에 잘 자라고 내한성, 내음성이 크나 내서성은 약하다. 7~9월에 줄기 윗부분에 노란색 꽃이 핀다.

곰취는 깊은 산속에 살고 있는 곰이 좋아하는 나물이라는 뜻으로 긴 겨울잠을 자고 난 곰이 영양보충을 위해 제일 먼저 먹는 산나물이라 한다. 쌉싸름하면서도 은은한 향이 입맛을 돋게 하여 산나물의 여왕이라고 부른다. 또한 잎의 모

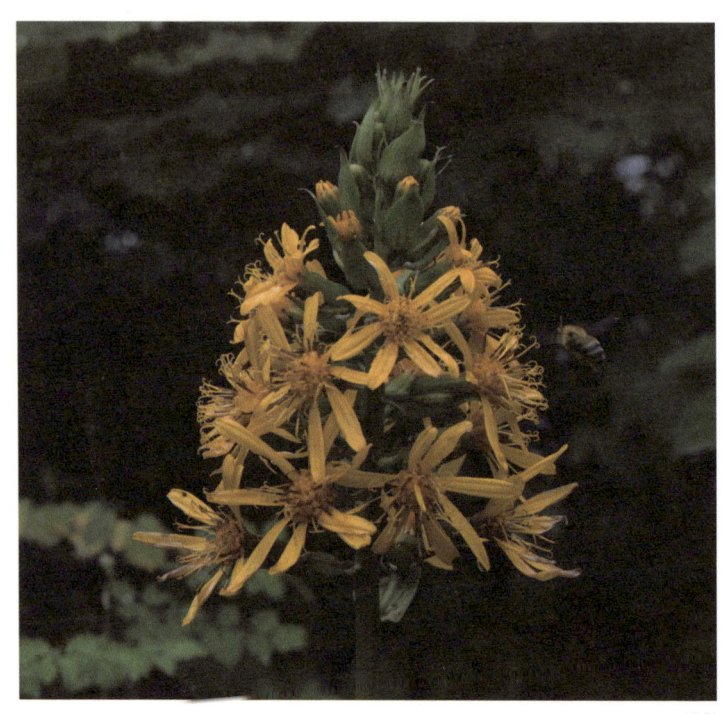

곰취

양이 넓적하게 생겨 마치 곰 발바닥을 닮아 곰취라고 불리어지는 산나물이다. 최근에는 몸에 좋다 하여 무분별한 채취가 늘어 자생지가 거의 파괴되었다.

제철음식이 몸에 좋다. 특히 곰취도 마찬가지이다. 봄에 수확한 곰취와 가을에 수확한 곰취의 폴리페놀 및 플라보노이드 함량과 항산화능력을 비교했을 때, 봄에 수확한 곰취가 항산화능력과 폴리페놀 및 플라보노이드 함량 모두 가을에 수확한 곰취보다 높았다.

4. **효능** : 잎에 알카로이드, 아스코르빈산이 있다. 항산화작용을 하는 비타민C와 베타카로틴이 들어 있다. 특히 어린잎에 비타민C가 풍부하다. 민간에서는 황달, 고혈압, 관절염, 간염 등에 쓴다. 효능은 혈액순환장애, 간질환, 폐를 튼튼히 하고 가래를 삭히므로 기침, 천식 및 감기에 이용한다.

5. 채취 및 요리법

1) 채취시기

3~6월에 새로 올라온 어린잎을 나물로 먹는다. 곰취는 약간 쌉쌀한 뒷맛과 함께 향긋한 향이 풍긴다. 높은 산을 찾다 보면 운 좋게 곰취를 만날 때가 있는데 된장에 쌈을 싸 먹으면 질근질근 씹히는 맛과 입안에서 그윽하게 퍼지는 깊고 순한 향이 일품이다.

2) 요리법

생쌈과 숙쌈으로 이용한다. 끓는 물에 30초~3분 정도 살짝 데치는 것이 효능이나 식감과 향을 제대로 살릴 수 있다. 갓 올라온 새순이나 어린잎을 따서 데친 후 무쳐 먹는 나물무침과 데쳐서 말려두었다가 묵나물로 이용한다.

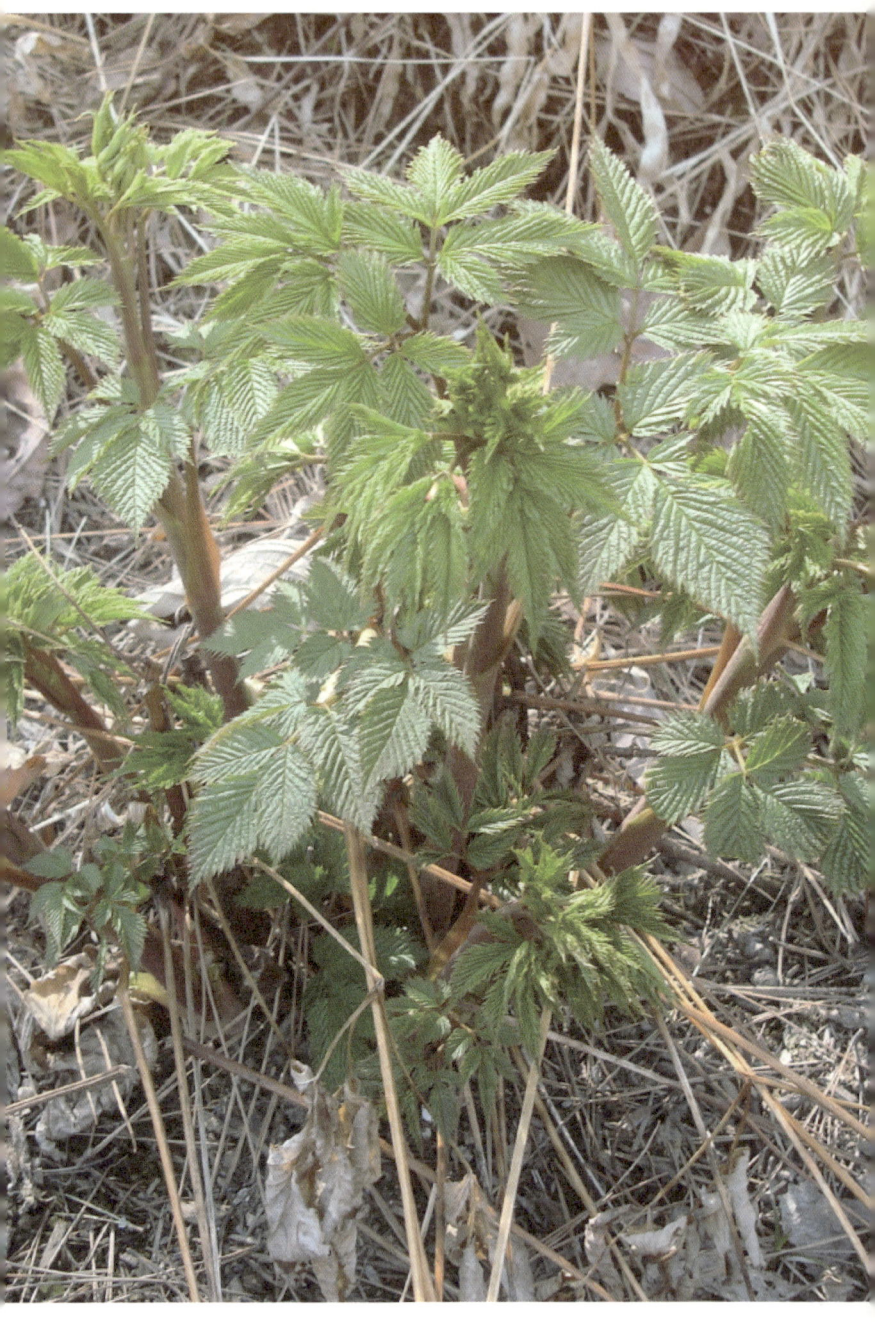

03_ 눈개승마(삼나물)

1. **식물별명** : 삼나물, 죽토자, 눈산승마

2. **생약명** : 생약명은 승마라고 한다. 그러나 눈개승마는 한방 생약으로는 사용하지 않았다.

3. **식물생태 및 나물특성** : 깊은 산에 자라는 다년생식물이다. 높은 산 반그늘진 낙엽활엽수림 하부 혹은 숲가장자리, 사면의 그늘이 지는 초원 등에서 자란다. 30~100cm 높이로 자란다. 암수딴그루로 6~8월에 줄기 끝의 자잘한 황백색 꽃이 촘촘히 달린다.

인삼잎을 닮았다 하여 삼나물이라고도 한다. 삼나물은 이른 봄부터 눈속에서 자라기 시작한 어린 새싹을 채취하여 삶아서 말린 알칼리성나물이다. 쫄깃쫄깃하고 고소한 것이 쇠고기 맛이 난다 하여 울릉도에서는 고기나물이라고 한다. 뇌경색, 심근경색, 뇌질환 예방 및 치료효과가 있는 것으로 알려지고 있어서 나이가 들수록 꼭 먹어야 할 산나물이다.

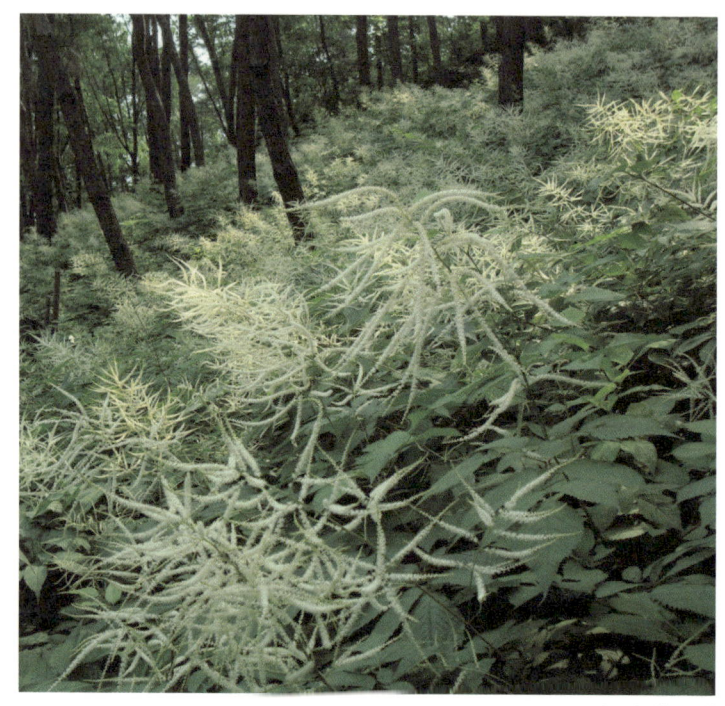

눈개승마(삼나물)

4. 효능 : 성분은 사포닌, 단백질, 인, 회분, 지질, 비타민A, 칼슘, 베타카로틴이다. 사포닌은 체내에 존재하는 중성지방과 독소 및 노폐물을 씻어내어 배출하는 작용을 한다.
효능은 혈액순환을 촉진시켜서 중풍, 심장병, 뇌경색, 뇌질환, 심근경색 예방 및 치료에 효과가 있다.

5. 채취 및 요리법

1) 채취시기

3~5월에 어린순을 나물로 먹는다. 삼나물은 잎이 인삼과 생김새가 비슷하여 부르는 이름이다. 맛이 쫄깃쫄깃한 것이 쇠고기 맛이 난다고 하여 고기나물이라고도 한다. 줄기를 먹는 나물이지만 최근에는 잎을 나물무침해서 먹어도 맛있다.

2) 요리법

끓는 물에 30초~3분 정도 살짝 데치는 것이 효능이나 식감과 향을 제대로 살릴 수 있다. 갓 올라온 새순이나 어린잎을 따서 데친 후 무쳐 먹는 나물무침과 데쳐서 말려두었다가 묵나물로 이용한다. 요리는 나물무침, 묵나물, 장아찌 등으로 이용한다.

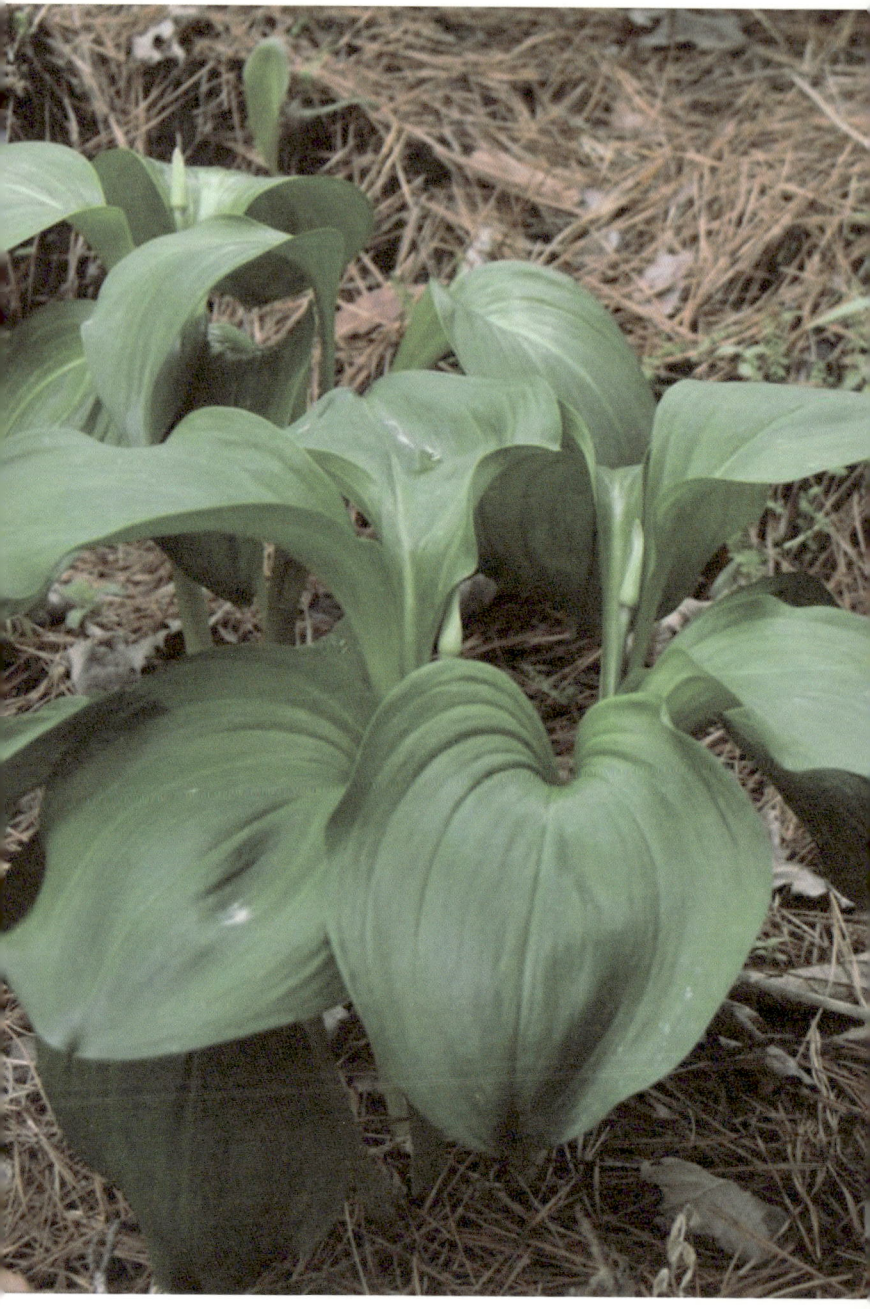

04_ 산마늘

1. **식물별명** : 명이나물, 맹이풀, 멩이, 명부추, 망부추, 행자마늘, 서수레
2. **생약명** : 한방에서는 달래 같은 피라 하여 각총이라고 한다.
3. **식물생태 및 나물특성** : 울릉도에서는 낮은 낙엽수림 하부에서부터 성인봉 정상까지 자생하고 내륙에서는 가리왕산, 오대산, 점봉산 등 해발 1000m 이상 높은 산 정상부근에서 자란다. 산마늘은 높이는 15~30cm이고 꽃대는 50~70cm까지 자란다. 잎은 길이 20cm, 너비 6~8cm의 달걀 모양이다. 꽃은 노란색 또는 흰색으로 긴 꽃대 끝에 지름 5~6mm의 작은 꽃이 모여 공 모양을 이룬다. 다른 백합과의 식물처럼 둥근 모양으로 부푼 땅속줄기를 가지고 있다.

산마늘은 어린싹, 인경, 잎, 화경을 생식한다. 4월 중순부터 5월 말경에 어린싹이 나고 잎이 자라서 억세지기 전에 채취한다. 이른 봄꽃이 피기 전에 식용·약용하며, 꽃이 피면 맛이 쓰고 독성이 있기 때문에 5월 말 이후에는 먹지 않는 것이 좋

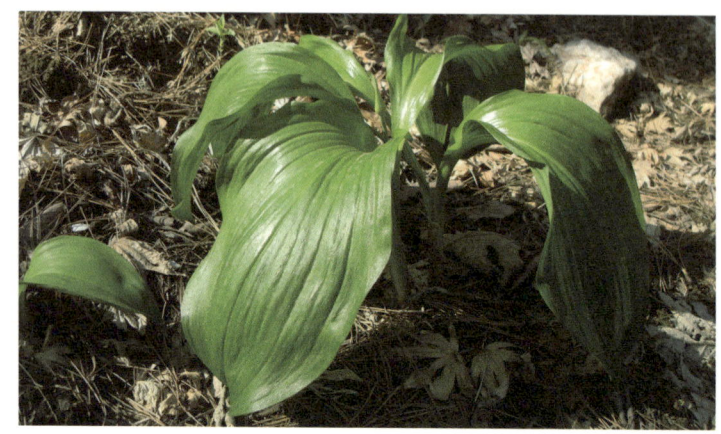

산마늘

다. 한번 잎을 따면 그해에는 잎이 돋아나지 않으므로 비늘줄기와 잎 하나는 남기고 채취해야 한다. 비늘줄기는 붉은색 껍질로 싸여 있는데 주로 이 부분을 식용한다. 오대산 산마늘은 잎이 좁고 가늘며 온도가 높거나 햇빛이 있으면 재배가 까다롭고 잘 안 되지만 향은 강하다. 대신 울릉도 산마늘은 잎이 크고 넓으며 온도나 광의 재배적응성이 높다. 울릉도 산마늘은 오대산 산마늘에 비해 향은 약하지만 수확량은 많다.

4. 효능 : 성분은 부추나 달래처럼 독특한 냄새와 매운맛을 지녔으며 마늘의 매운 성분인 알리신이라는 성분이 있다. 이 알리신은 유황성분이 많은 아미노산의 일종으로 비타민B1을 활성화하고 일부 균에 대하여 항균작용을 한다. 또한 강장작용을 하는 스코류지닌성분이 있다. 산마늘은 남자한테

좋고 특히 뇌졸중에 좋다. 혈당치를 낮추고 위장병, 자양강장과 면역력을 높이는 사포닌이 들어 있다.

효능은 자양강장에 좋고, 식중독균에 대한 항균효과와 인체 내 비타민B 흡수를 촉진한다. 특히 항혈전작용물질의 발견으로 기능성식품, 의약원료로써 주목받고 있다. 심장마비, 관상동맥질환·뇌졸중 등을 일으키는 콜레스테롤을 크게 낮추는 효능이 있다. 섬유질이 많아 장의 운동을 자극해서 장 안에 있는 독성을 배출하고 대장암 발생률을 낮출 뿐 아니라 변비를 없애준다. 또한 강장, 흥분작용이 있어 조루증, 유정, 정충감소 등 남성의 스테미너 부족에도 효과가 있다.

5. 채취 및 요리법

1) 채취시기

3~5월에 어린잎을 나물로 먹는다. 10년 정도 된 산마늘은 영양학적으로 약성이 가장 좋다. 잎과 줄기로는 김치나 장아찌를 담가 먹으며, 최근에는 쌈채소로 인기가 높다. 잎은 무치거나 쌈으로 싸서 먹고 알뿌리는 일 년 내내 먹을 수 있다.

2) 요리법

줄기를 잎째 따서 생으로 쌈을 싸서 먹는다. 보드라우면서 연한 마늘향이 난다. 끓는 물에 30초~3분 정도 살짝 데치는 것이 효능이나 식감과 향을 제대로 살릴 수 있다. 새순이나 어린잎을 따서 생으로 무쳐 먹는 겉절이, 데친 후 무쳐 먹는 나물무침을 한다. 요리는 생쌈, 숙쌈, 겉절이, 샐러드, 나물무침, 장아찌 등이다.

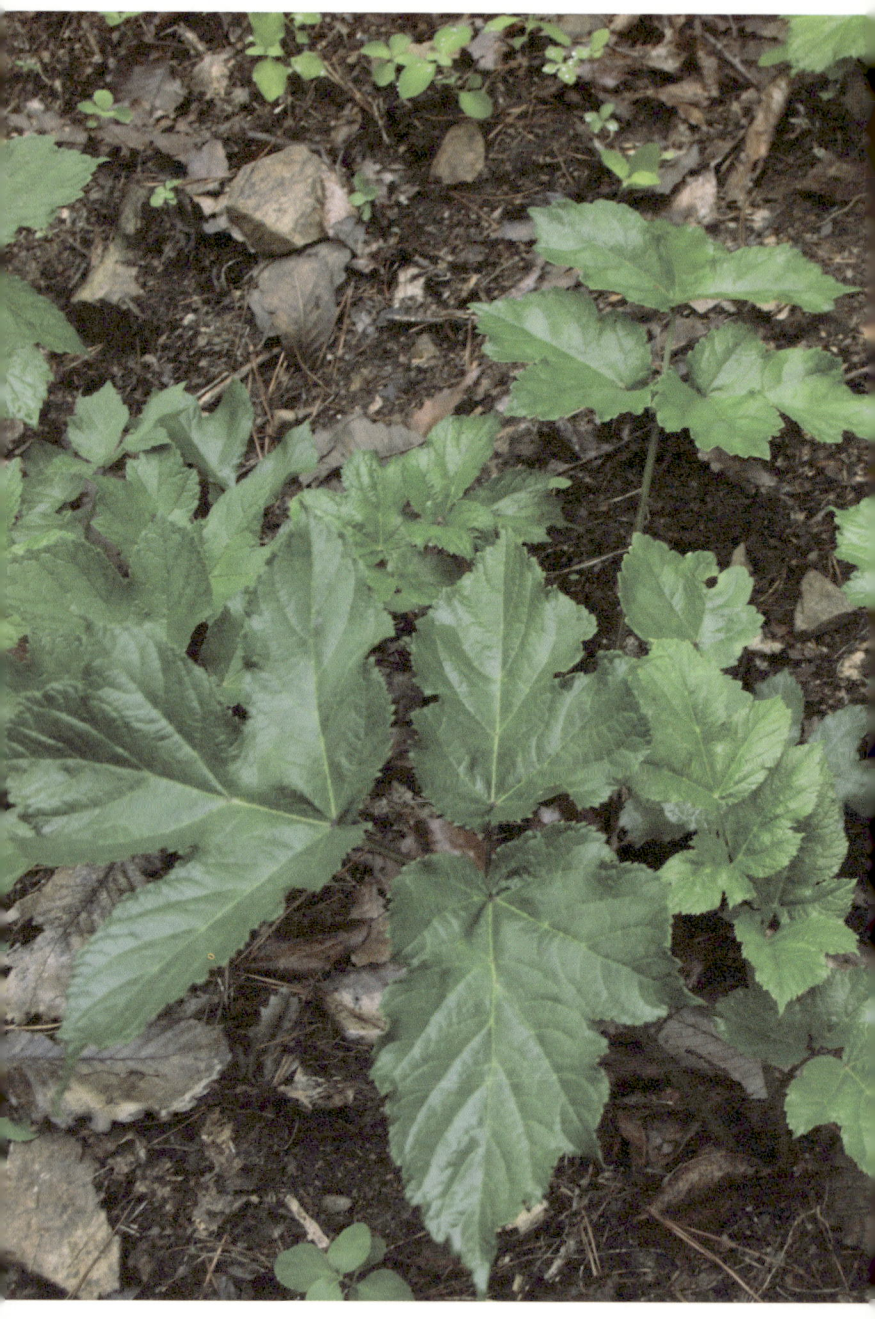

05_ 어수리

1. **식물별명** : 개독활, 에누리, 여느리
2. **생약명** : 한방에서는 토종당귀라는 뜻으로 토당귀라고 한다.
3. **식물생태 및 나물특성** : 높은 산 습한 곳에 자라는 다년생식물로 겨울철 눈속에서 싹을 틔우고 이른 봄 일찍 식탁에 오르는 산나물이다. 700m 이상의 높은 산(고산지대)에서 잘 자라는 특성이 있어 낮은 산(야산)에서는 보기 힘들어 쉽게 채취하기 어려운 산나물이다.

   어수리는 부드럽고 향이 좋고 약효가 뛰어난 고급산나물로 산나물꾼들 사이에는 삼 중에 왕인 왕삼으로 불리고 있다. 어수리는 산나물의 제왕이라고 할 만큼 향이 좋다. 성질은 따뜻하고 달며 약간 당귀 향이 나는 것 같으면서도 씹다 보면 입안에 향이 가득 퍼진다. 민간에서는 나물보다는 약용으로 많이 사용한 귀한 약초이다. 식물 이름도 임금님의 수라상에 오른다 하여 어수리로 붙여졌을 정도로 귀하게 취급받아온 산나물이다. 강원도, 경북 일월산 지역에서 최근

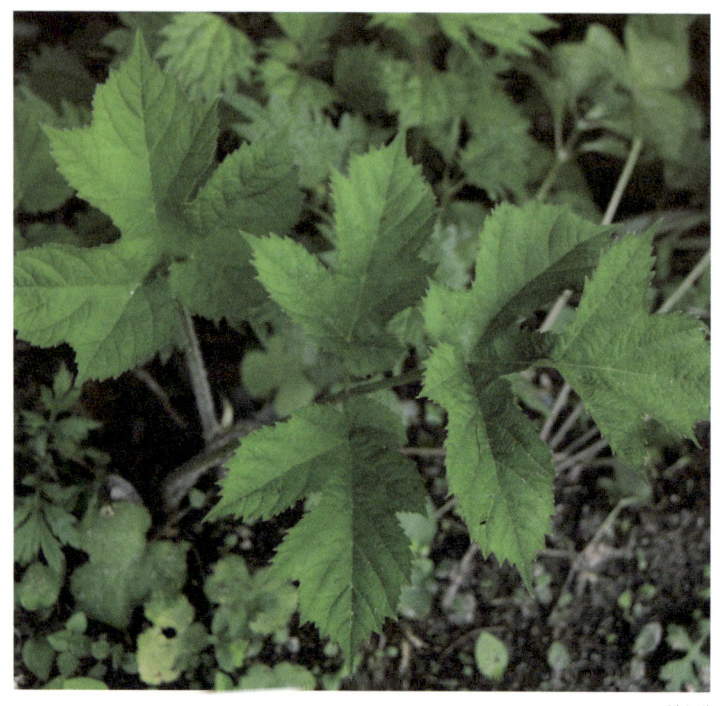

어수리

에는 재배면적이 크게 증가하는 경향이다.

4. **효능** : 어수리에는 미네랄과 비타민이 풍부하게 함유되어 있다. 전초와 종자에는 쿠마린이 있고 잎과 꽃과 종자에는 사포닌, 플라보노이드성분이 있다. 사포닌은 면역력을 높여 주고, 쿠마린은 종양, 고혈압, 부정맥, 염증, 골다공증,

살균, 진통에 좋다.

효능은 당뇨, 고혈압, 중풍, 노화방지, 몸에 난 종기, 심한 감기몸살, 두통에 쓰며 피를 맑게 하는 플라보노이드가 들어 있다. 또한 항염증, 심혈관계통, 신장에 좋고 풍과 통증을 줄이는 데 좋다.

5. 채취 및 요리법

1) 채취시기

3~6월 봄철에 어린순을 생으로 먹거나 데쳐서 나물로 먹는다. 향이 좋기로 소문난 향채의 일종이다. 어수리는 봄을 알리는 대표적인 산나물이다. 특히 향이 좋고 식감이 부드럽다.

2) 요리법

끓는 물에 30초~3분 정도 살짝 데치는 것이 효능이나 식감과 향을 제대로 살릴 수 있다. 특히 향이 좋고 식감이 부드럽다. 새순이나 어린잎을 따서 데친 후 무쳐 먹는 나물무침과 데쳐서 말려두었다가 묵나물로 이용한다. 요리는 생쌈, 나물무침, 묵나물, 샐러드, 어수리나물밥, 장아찌 등으로 이용한다.

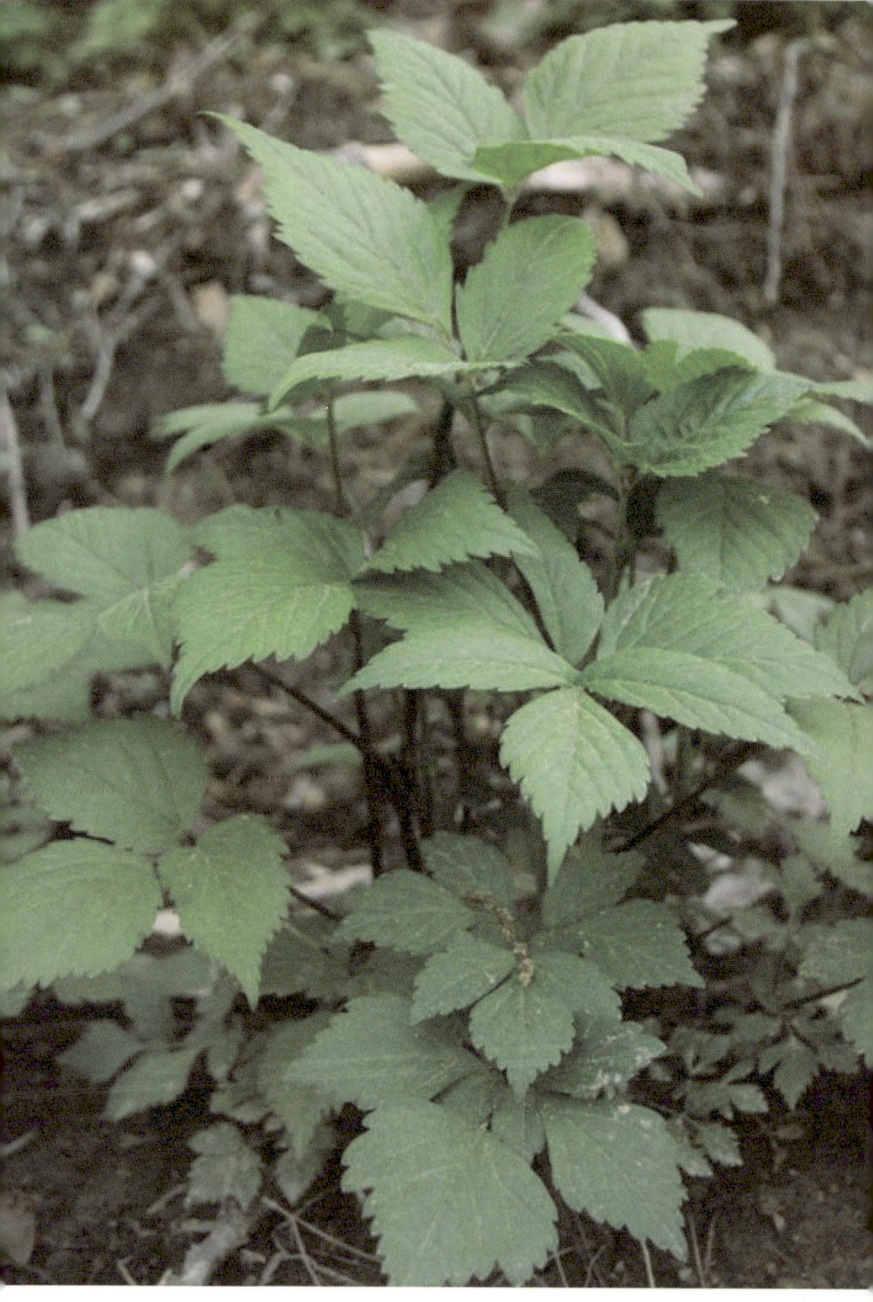

06_ 참나물

1. **식물별명** : 가는참나물, 산노루참나물, 겹참나물, 파드득나물
2. **생약명** : 한방에서는 야근채라고 한다.
3. **식물생태 및 나물특성** : 전국 각지의 깊은 산골짜기 나무숲 또는 약간 습기가 있는 풀숲에서 야생하는 다년생식물이다. 50~80cm 높이로 자라며 줄기는 털이 없으며 향기가 있다. 6~8월에 줄기와 가지 끝의 자잘한 흰색 꽃이 모여 핀다.

향긋한 냄새와 맛이 좋아 나물 중에 나물 '참나물'이라고 부른다. 특히 독특한 향이 있고 맛이 좋아 예로부터 나물 중에 으뜸으로 알려져 왔다. 봄철에 연한 잎과 줄기를 생으로 쌈을 싸서 먹으면 향이 좋고 씹히는 맛도 일품이다. 잎과 줄기를 생으로 적당히 썰어서 양념을 해서 무쳐 먹는 겉절이와 잎과 줄기를 데쳐서 꼭 짠 뒤 양념을 해서 무쳐 먹는 나물무침이 있고, 잎과 줄기를 묵은 된장에 넣었다가 이듬해

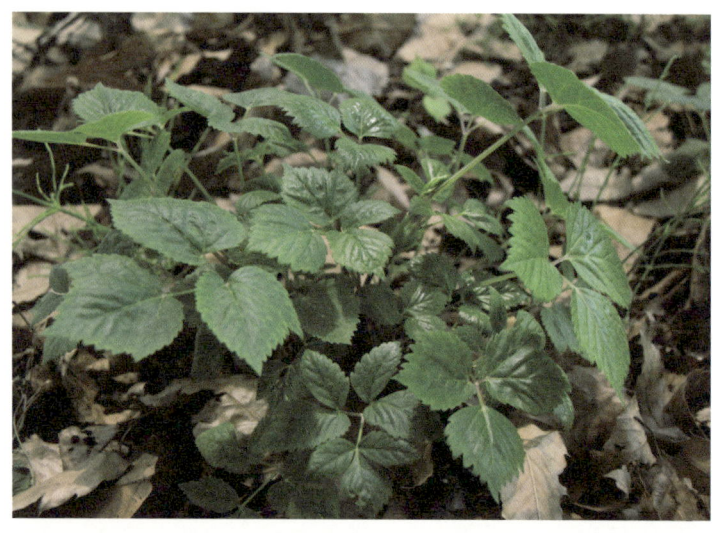

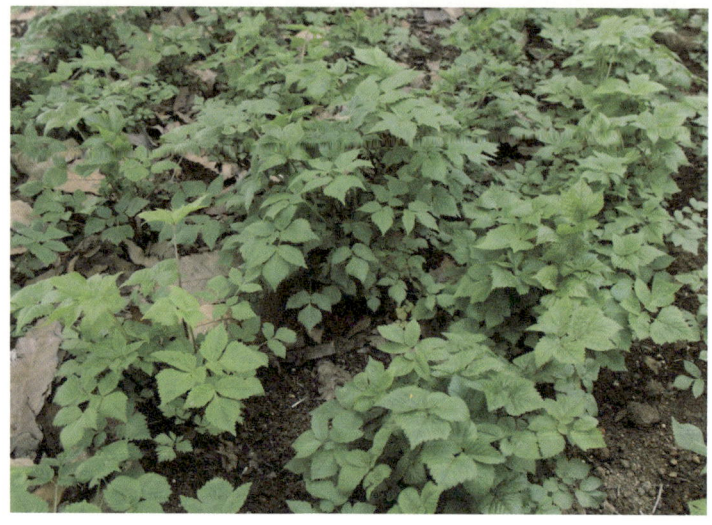

참나물

봄에 꺼내 먹는 장아찌가 있다.

4. **효능** : 효능은 간염, 고혈압, 중풍, 신경통에 좋다. 빈혈을 막아주는 철분, 뼈에 좋은 칼슘이 있다. 뇌를 활성화시키는 성분이 있어 기억력을 향상시킨다. 최근의 연구에는 노화방지 및 신진대사 촉진효과가 우수하고 발암물질의 작용을 억제하는 항돌연변이 기능이 있다고 보고되었다.

5. 채취 및 요리법

1) 채취시기

참나물은 3월 봄부터 가을까지 먼저 나온 곁가지 위주로 뜯으면 중간에서 계속 새순이 올라와 오랫동안 신선한 나물로 먹을 수 있다. 나물 중에 진짜(참)나물이라는 이름이 붙어 있듯이 맛과 향이 그윽하며 아삭아삭 씹히는 맛이 입맛을 돋운다.

2) 요리법

줄기와 잎을 함께 따서 생으로 쌈을 싸서 먹는다. 잎과 줄기를 적당히 썰어서 겉절이를 한다. 끓는 물에 30초~3분 정도 살짝 데치는 것이 효능이나 식감과 향을 제대로 살릴 수 있다. 갓 올라온 새순이나 어린 잎을 따서 데친 후 나물무침한다. 참나물사과 겉절이는 참나물에 사과를 썰어넣어 같이 무친다. 요리는 생쌈, 생채무침, 겉절이, 참나물사과 겉절이, 나물무침 등으로 이용한다.

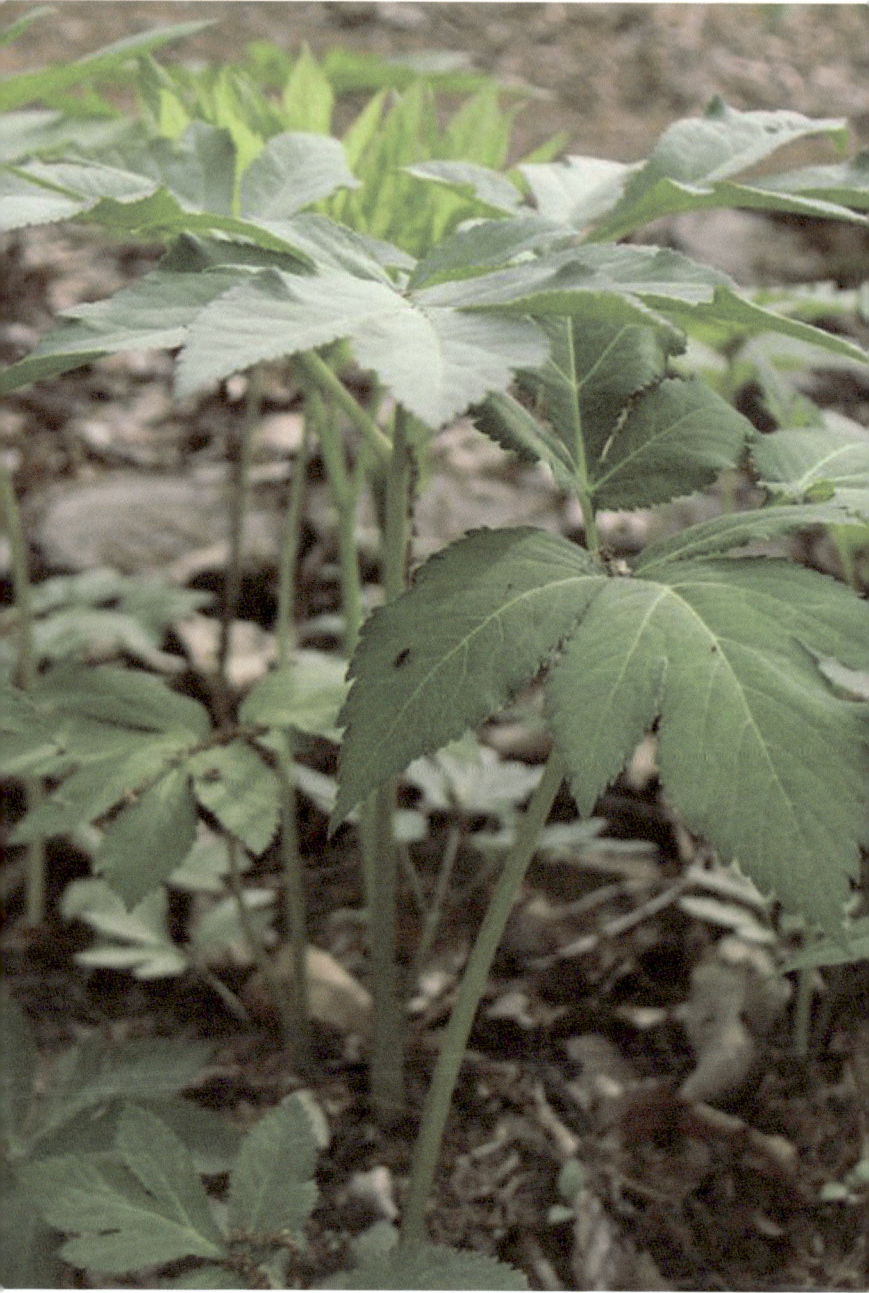

07_ 참당귀

1. **식물별명** : 조선당귀, 당귀, 토당귀
2. **생약명** : 한방에서는 옛날 전쟁터에 나가는 남편에게 꼭 돌아오라는 정표로 주었다 하여 당귀라고 한다.
3. **식물생태 및 나물특성** : 해발 1,000m의 깊고 높은 산 골짜기 근처에서 자라는 다년생식물이다. 높이 1~2m이고 전체에 자줏빛이 돌고 타원형 잎집은 줄기를 둘러싸고 있다. 8~9월에 줄기와 가지 끝에 자주색 꽃이 모여 달린다.

참당귀는 조선에 난다고 하여 조선당귀라고도 한다. 야들하고 보드랍게 올라오는 순을 쌈장에 콕 찍어 먹으면 입안에 진한 향이 퍼진다. 어린잎을 채취하여 그냥 날로 또는 데쳐서 숙회, 숙쌈 그리고 나물무침을 한다. 생으로 쌈을 싸 먹으며 향이 아주 좋다. 줄기를 생으로 먹고 한참 있다가 물을 마시면 물맛이 달다. 살짝 데쳐 냉동시켜 놓으면 1년 내내 파릇하고 향긋한 나물을 맛볼 수 있다. 줄기를 자르면 하얀 진액이 나온다.

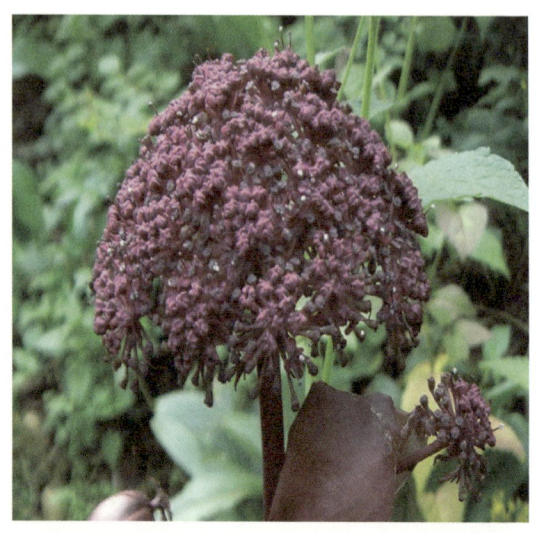

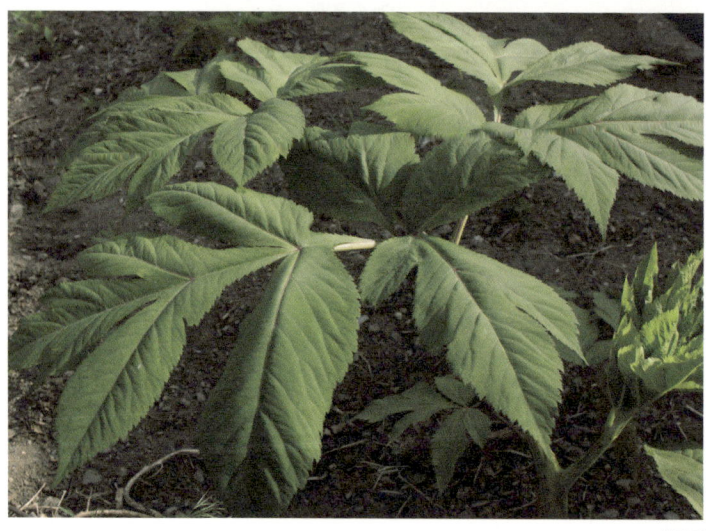

참당귀

4. 효능 : 효능은 보혈강장, 어혈, 빈혈, 부인병에 쓰며 피를 보충해 주는 비타민 B12가 들어 있다. 최근 연구에는 심근경색, 뇌졸중을 예방한다. 면역기능을 항상시키고, 신경을 유지하고, 세포를 재생하는 기능을 한다. 또한 고혈압, 당뇨에도 효과가 좋은 것으로 밝혀졌다.

5. 채취 및 요리법

1) 채취시기

3~6월에 어린잎을 나물로 먹는다. 이른 봄에 어린순을 나물로 해 먹는다. 참당귀의 맛은 약간 매운맛이 있기는 하지만 향긋하고 씹는 맛이 좋다. 참당귀 잎을 살짝 삶아서 들기름이나 참기름을 넣고 무쳐 먹어도 좋다.

2) 요리법

끓는 물에 30초~3분 정도 살짝 데치는 것이 효능이나 식감과 향을 제대로 살릴 수 있다. 갓 올라온 새순이나 어린잎을 따서 데친 후 무쳐 먹는 나물무침과 데쳐서 말려두었다가 묵나물로 이용한다. 요리는 생쌈, 숙쌈, 나물무침, 묵나물과 장아찌로 이용한다.

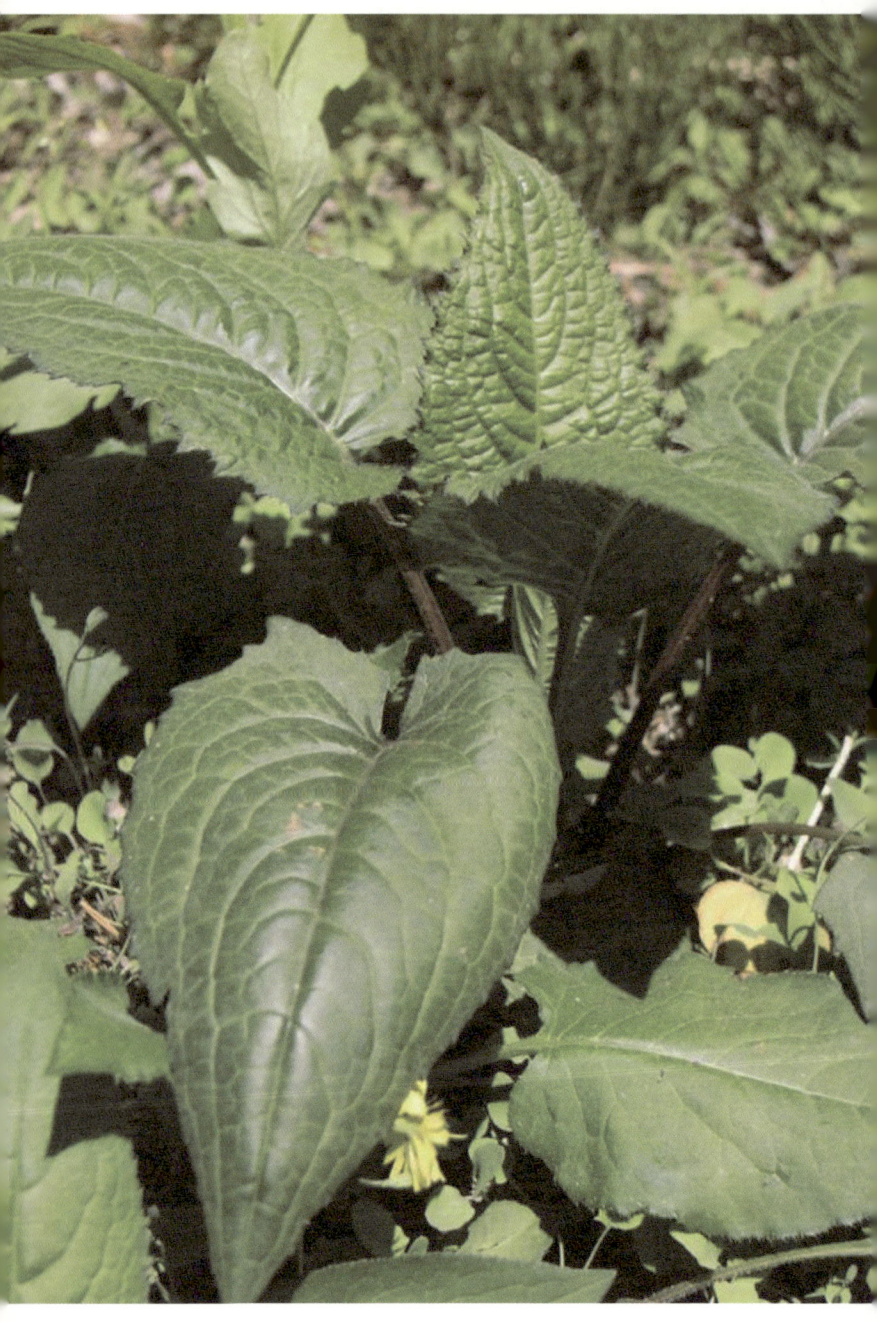

08_ 고려엉겅퀴(곤드레나물)

1. **식물별명** : 독깨비엉겅퀴, 도깨비엉겅퀴, 구멍이, 곤드레, 고려가시나물
2. **생약명** : 한방에서는 대계라고 한다.
3. **식물생태 및 나물특성** : 전국 각지에 낮은 산지 또는 깊은 산골짜기 초원이나 깊은 산의 고원지에 야생한다. 우리나라에만 자생하는 특산식물이다. 곤드레는 예로부터 강원도 지방에서 즐겨먹은 구황식물로 정선의 특산물이다.

곤드레는 맛이 순하고 부드러우며 섬유질이 풍부하여 생활습관병을 예방하는 효과가 크다. 곤드레는 큰 잎이 바람에 이리저리 흔들리는 모습이 마치 술에 취해 곤드레만드레하는 몸짓과 비슷하다 하여 붙여진 이름이다. 곤드레는 부드럽고 야들야들한 식감, 독특한 향과 맛뿐만 아니라 효능도 뛰어나고 다양하다. 동의보감에는 "3~5월에 새순이나 어린 잎을 따서 살짝 데쳐서 말린다. 말린 곤드레는 바람이 잘 통하고 습기가 없는 곳에 보관하고 음식을 할 때는 하루 정도

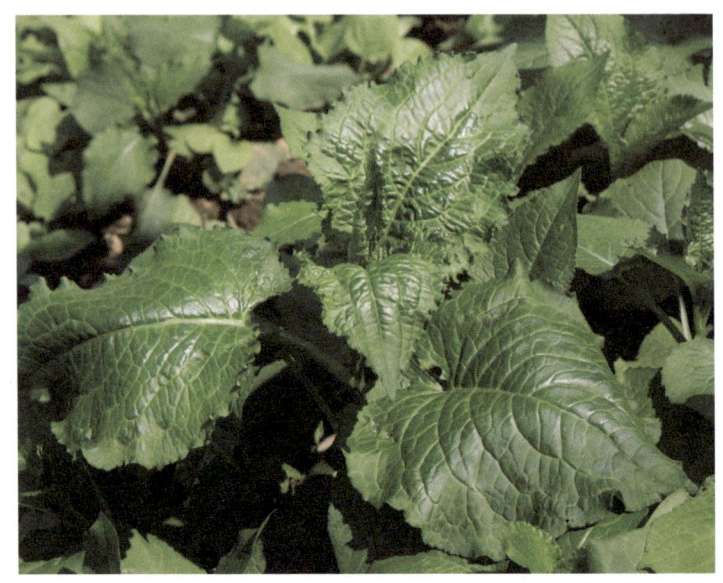

고려엉겅퀴(곤드레나물)

담가 불린 후 충분히 삶아 사용한다. 솥에 쌀을 안치고 참기름과 소금으로 간을 한 곤드레를 올려 밥을 짓는다. 곤드레는 향기가 강하고, 색깔이 변하기 쉽고(부패가 잘됨), 떫은 맛이 약간 있으므로 반드시 우려내고 사용한다."라고 되어 있다.

4. **효능** : 곤드레는 탄수화물, 섬유질(식이섬유), 무기질, 비타민의 함유량이 많고 생리 활성 물질을 함유하고 있다. 특히 단백질, 필수지방산, 인, 칼슘, 철분, 베타카로틴, 비타민A

가 풍부하다. 곤드레는 정맥을 확장시키고 지혈작용, 소염작용, 이뇨작용에 좋다.

효능은 당뇨, 고혈압, 간질환(간염, 간경화, 지방간), 혈액순환 등에 탁월한 효과가 있고 그리고 정맥종의 치료, 부인병, 지열, 소염 및 이뇨작용에 좋다. 또한 고지혈증에 좋다.

5. 채취 및 요리법

1) 채취시기

4~5월에 새순이나 어린잎을 나물로 먹는다. 새순이나 어린잎을 살짝 데쳐 나물무침하고 말려서 묵나물로 먹는다. 곤드레나물은 특유의 풍미나 효능이 있어 건강식품으로 주목을 받고 있다.

2) 요리법

끓는 물에 30초~3분 정도 살짝 데치는 것이 효능이나 식감과 향을 제대로 살릴 수 있다. 새순이나 어린잎을 따서 데친 후 무쳐 먹는 나물무침과 데쳐서 말려두었다가 묵나물로 이용한다. 요리는 나물무침과 묵나물, 곤드레밥 등으로 이용한다.

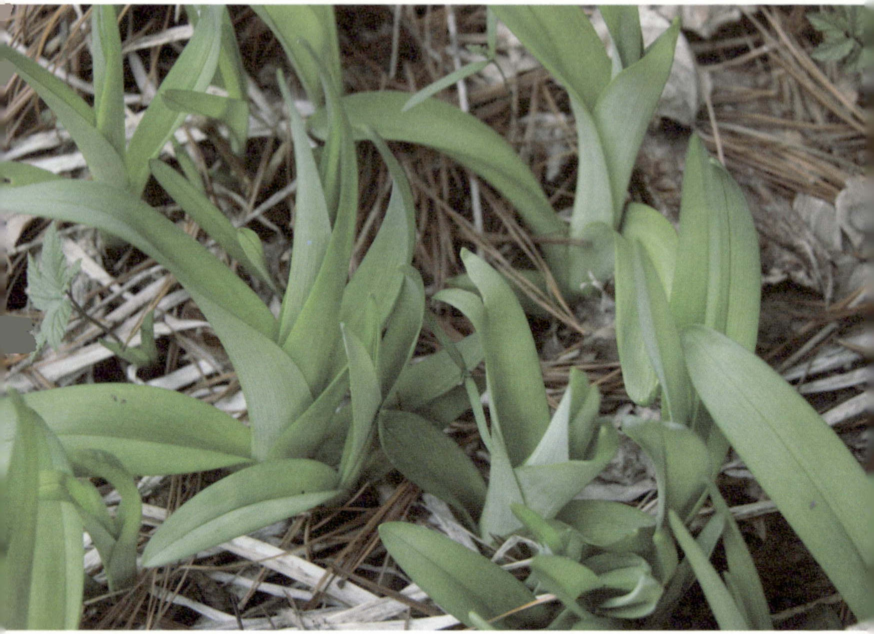

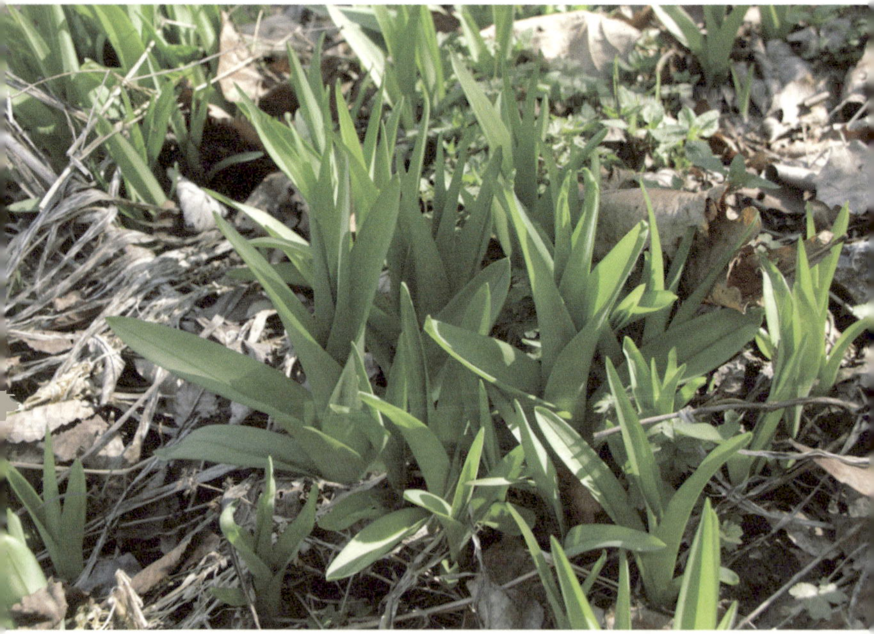

09_ 원추리

1. **식물별명** : 넘나물, 들원추리, 큰겹원추리, 겹첩넘나물, 근심풀이풀, 의남초, 망우초
2. **생약명** : 한방에서는 싹이 널리 퍼지는 모양을 가진 풀이라 하여 훤초근이라고 한다.
3. **식물생태 및 나물특성** : 산과 들의 풀밭에서 자라는 다년생 식물이다. 뿌리가 사방으로 벋으며 타원형으로 굵어지는 덩이뿌리도 있다. 두 줄로 마주나는 칼 모양의 잎은 둥글게 휘여진다. 6~8월에 잎 사이에서 가는 꽃줄기가 나와 50~100cm 높이로 곧게 자란다. 꽃줄기 끝에서 꽃가지가 갈라져 그 끝에 6~8개의 나팔 모양의 짙은 노란색 꽃이 옆을 보고 핀다.

꽃봉오리의 생김새가 사내 고추처럼 생겨서 '의남초'라고도 하고, 꽃을 보고 있으면 근심도 잊게 된다고 해서 '망우초'라고도 한다. 채취는 줄기가 굵은 것을 고른 뒤 밑동의 흙을 좀 파내고 줄기의 흰 부분을 칼로 잘라 낸다. 원추리나물은

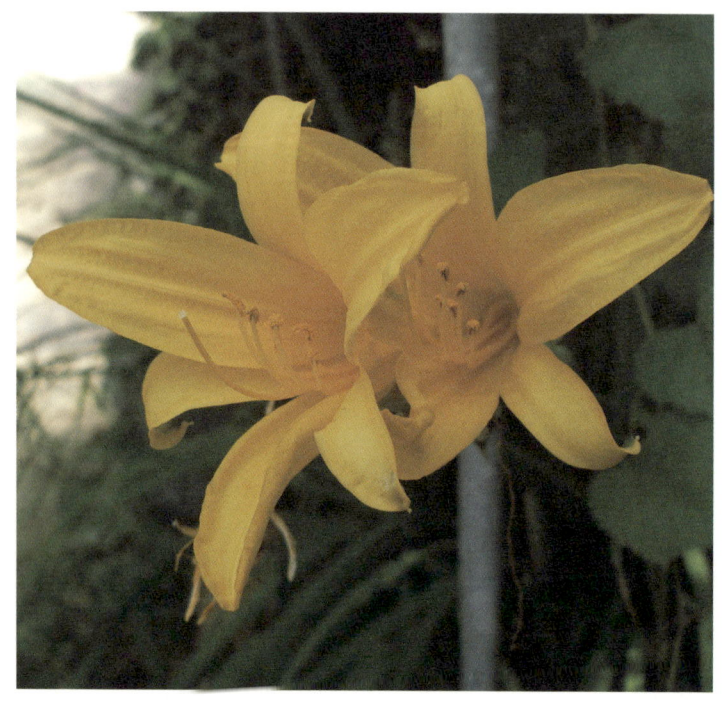

원추리

몸에 좋은 약초라 하여 옛날부터 즐겨 먹던 나물이다. 특히 입맛과 기운을 돋구는 나물이다. 맛은 담백하고 단맛이 나며 숙회, 나물무침, 묵나물로 먹는다.

4. 효능 : 성분은 단백질, 지질, 당질, 섬유소, 비타민A, 비타민B2, 니아신, 비타민C가 많이 함유되어 있어 발암성물질

의 억제효과가 크다. 무기물로는 칼슘, 인, 철분이 함유되어 있으며 히드록시글루탐산, 호박산 등의 유기산도 함유하며 아르기닌, 아데닌, 아스파라긴을 비롯하여 특수성분으로 콜리친, 트리할로우스, 콜린, 스테롤류 등도 함유되어 있다.

효능은 발암성물질억제, 종양, 화병, 이뇨, 강장, 우울증, 불면증, 스트레스 등에 좋다. 최근에는 자궁염이나 자궁암에 연구가 되고 있다.

5. 채취 및 요리법

1) 채취시기

어린순은 3~5월이 채취 적기이다. 어린줄기의 밑둥을 잘라 채취한다. 군생하고 있어 찾기 쉽기 때문에 한 번에 많은 양을 수확할 수 있다. 독성이 있으므로 반드시 끓는 물에 데친 후 찬물에 하루 정도 담근 후에 요리를 하여야 한다.

2) 요리법

끓는 물에 30초~5분 정도 푹 데쳐야 한다. 갓 올라온 어린잎을 따서 데친 후 물에 하루쯤 담가 독성을 우려낸 뒤 무쳐 먹는 나물무침과 데쳐서 말려두었다가 묵나물로 이용한다. 요리는 나물무침과 묵나물로 이용한다.

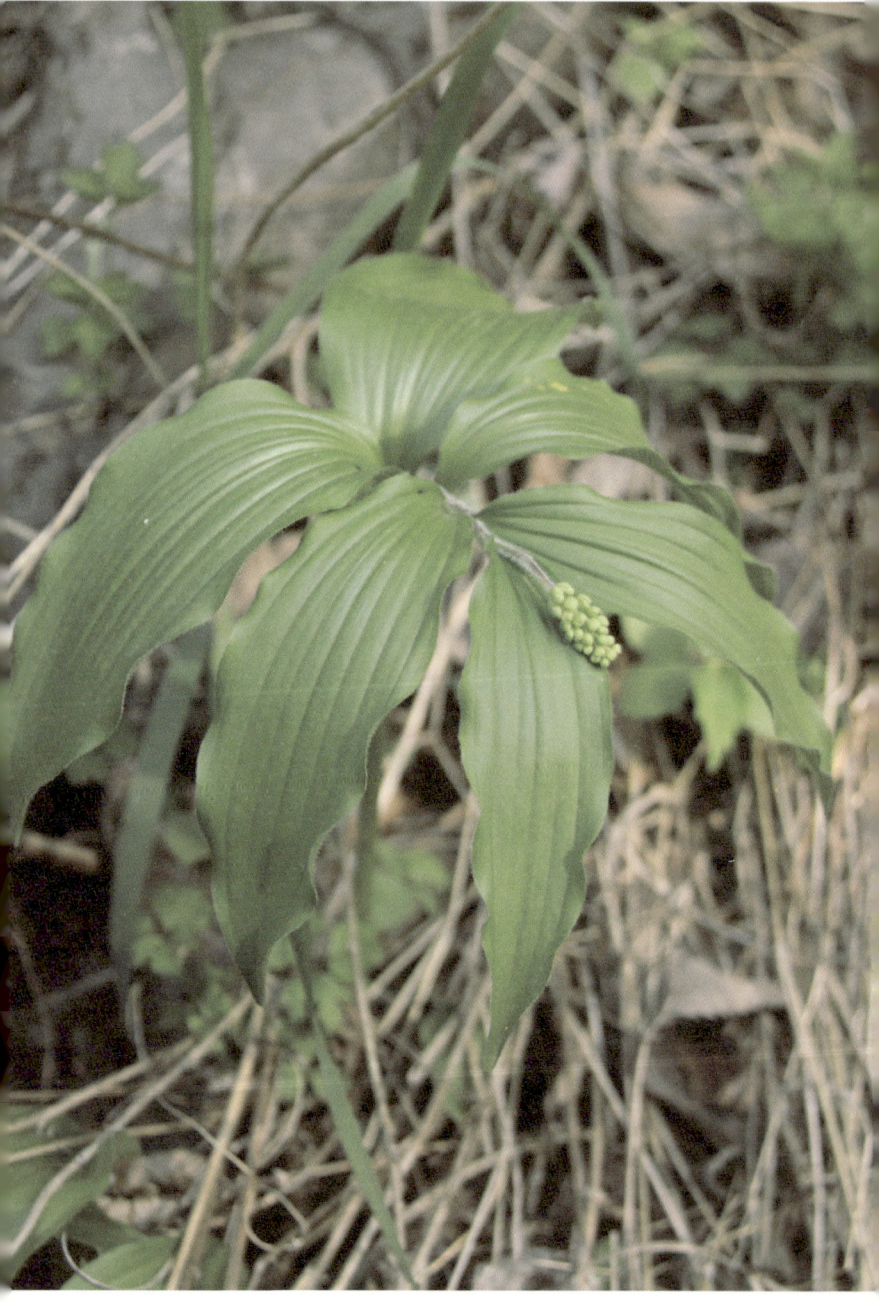

10_ 풀솜대(지장보살)

1. **식물별명** : 솜대, 솜죽대, 왕솜대, 큰솜죽대, 품솜대, 솜때, 지장보살, 왕지장보살
2. **생약명** : 한방에서는 사슴이 먹는 약이라 하여 녹약이라고 한다.
3. **식물생태 및 나물특성** : 산지의 낙엽활엽수림의 낙엽이 쌓이고 그늘지고 습기가 유지되는 곳에서 야생하는 다년생식물이다. 퉁퉁한 뿌리줄기는 옆으로 자라며 끝에서 줄기가 나와 20~50cm 높이로 자란다. 줄기는 윗부분이 비스듬히 휘어지며 위로 올라갈수록 털이 많이 난다. 5~6월에 줄기 끝에서 갈라진 가지마다 흰색의 작은 꽃이 핀다.

풀솜대는 군락지로 모여서 자생하는 습성이 있다. 잎에 솜털이 달렸다고 솜대, 줄기가 대나무처럼 곧다고 솜죽대, 보릿고개 때 뿌리로 죽을 쑤어 먹었다고 지장보살(고통에서 구해준다는 자비로운 보살) 등으로 부른다. 새순이나 어린 잎을 살짝 데쳐서 나물무침과 데쳐서 말려 묵나물을 한다.

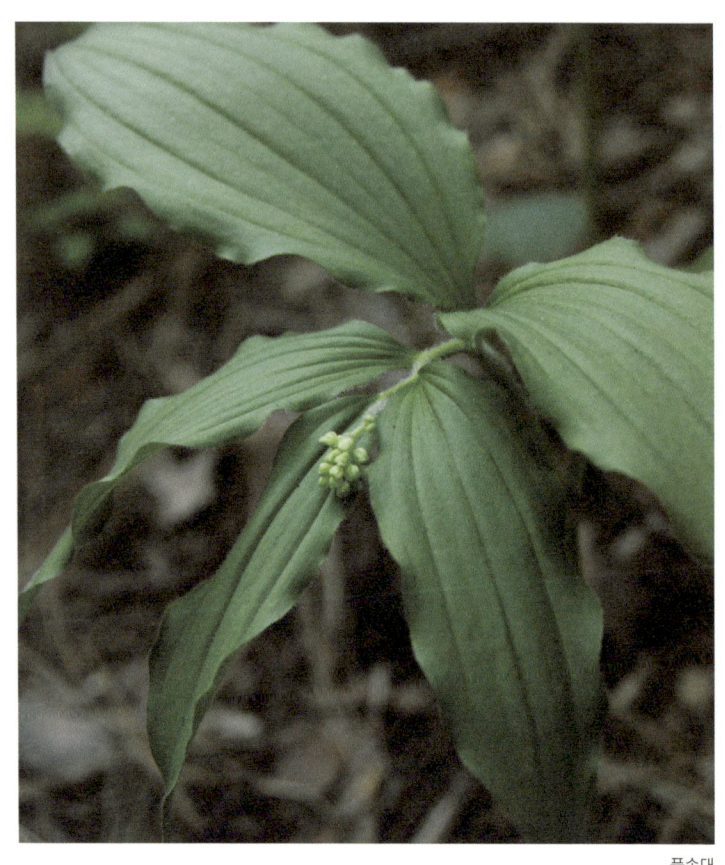

풀솜대

부드럽고 단맛이 나며 독성이 없는 나물이다. 일본 홋카이도(북해도)에서도 풀솜대를 이용한 나물요리를 즐겨 먹는다.

4. 효능 : 주요 성분은 폴리페놀, 플라보노이드, 사포닌 같은 항산화물질이 풍부하여 체내의 활성산소를 제거하고 세포손상을 방지하는데 효과적이다. 또한 염증을 완화하고 면역체계를 강화한다. 한방에서는 자양강장, 활혈작용, 월경불순, 염증 등에 사용한다. 효능은 비타민C 함량이 높아 만성피로, 원기회복에 좋다.

5. 채취 및 요리법

1) 채취시기

3~5월에 어린순을 나물로 먹는다. 어린순은 나물로 먹는데 데친 후에 쌈으로 먹기도 하고 볶아 먹기도 하며, 다른 산나물과 섞어 무쳐 먹어도 좋다.

2) 요리법

새순이나 어린잎을 살짝 데쳐서 물에 담가 쓴맛을 우려낸 뒤 된장이나 고추장에 찍어 먹는 숙회와 양념을 해서 무쳐 먹는 나물무침과 말려서 묵나물로 이용한다.

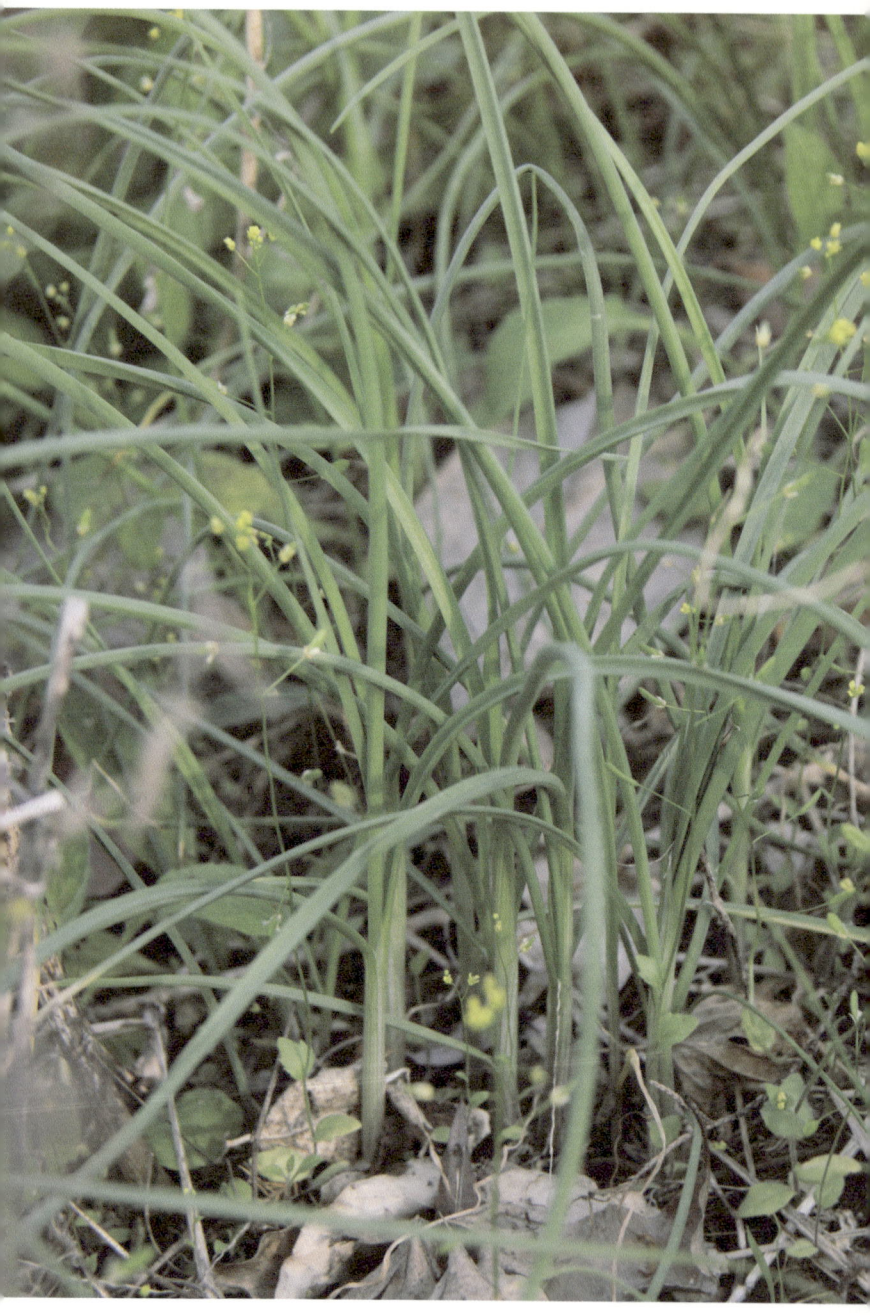

11_ 산달래

1. **식물별명** : 들달래, 쇠달래, 원산부추, 큰달래, 달래, 달롱개, 애기달래
2. **생약명** : 한방에서는 산에 나는 마늘이라 하여 산산이라고 한다.
3. **식물생태 및 나물특성** : 산과 들에서 자라는 다년생식물이다. 주로 산기슭이나 들판의 양지바른 곳에 난다. 들에 난다고 들달래, 옛날에 소에 풀을 먹이러 다닐 때 다래로 제기차기를 했다고 쇠달래, 부추보다 작다고 애기달래 등으로 부른다. 넓은 달걀형의 비늘줄기는 길이 6~20mm로 겉껍질이 두껍고 밑에는 수염뿌리가 있다. 4월경에 잎과 함께 꽃줄기가 나온다. 10~20cm 길이의 선형 잎은 1~2개가 나와 바깥쪽으로 비스듬히 휘어진다. 잎보다 짧은 꽃줄기 끝에 연분홍색 꽃이 핀다.

알뿌리는 둥글고 지름이 1cm 안팎으로 온몸에서 마늘과 흡사한 냄새와 매운맛을 내지만 마늘보다 작고 뚜렷하게

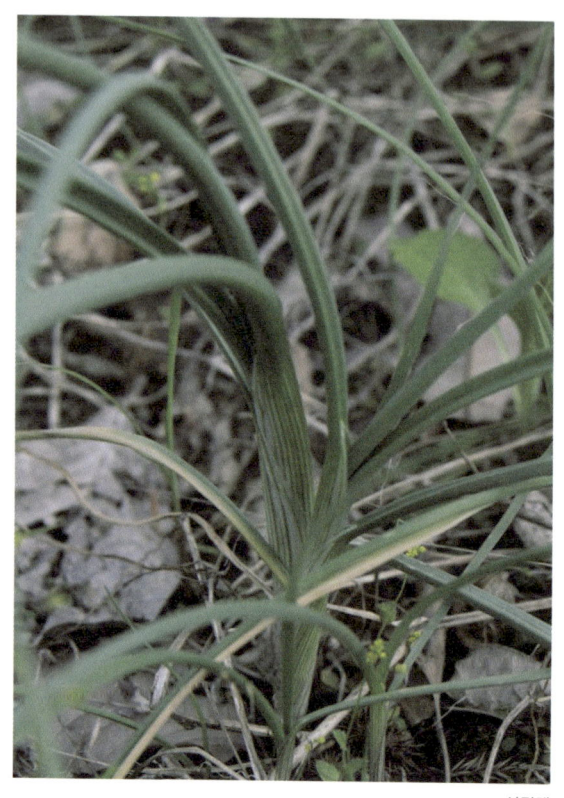
산달래

구별된다. 4월 중순에 꽃이 피며 겨울부터 봄에 걸쳐 전초를 알뿌리까지 채취하여 식용한다. 땅속뿌리는 일 년 내내 채취해서 먹을 수 있는데, 잎이 마를 때 줄기뿌리가 가장 알차고 실하다. 산달래를 캐서 생무침, 김치, 양념간장, 된장국 등을 한다.

4. **효능** : 산달래는 단백질, 지방, 당질, 섬유, 철분, 회분 및 비타민C와 무기물이 풍부한 알칼리성식품이다. 특히 비타민C는 부신피질호르몬의 분비와 조절에 관여하여 항산화작용뿐만 아니라 세포 사이를 잇는 결합조직의 생성과 유지에 중요한 구실을 하여 노화방지 및 면역력 증강에 도움이 된다.

효능은 피부보호, 동맥경화증 예방, 빈혈, 강장, 부종, 심장병, 신경불안, 위암, 불면증, 허약체질에 좋다. 최근에 매운맛의 알리신이 항산화기능과 항암작용을 한다고 연구되었다.

5. 채취 및 요리법

1) 채취시기
3월의 이른 봄에 돋는 잎과 알뿌리를 캐서 봄나물로 먹는데 맵싸한 맛이 난다. 잘게 썬 잎으로 양념간장을 만들어 밥을 비벼 먹기도 한다. 향긋하면서 달달하고 매콤하여 입맛을 돋운다.

2) 요리법
잎과 알뿌리를 캐서 생무침, 양념간장을 만든다. 끓는 물에 30초~3분 정도 살짝 데치는 것이 효능이나 식감과 향을 제대로 살릴 수 있다. 갓 올라온 새순이나 어린잎을 따서 데친 후 무쳐 먹는 나물무침을 한다. 요리는 생무침, 양념간장, 나물무침 등으로 이용한다.

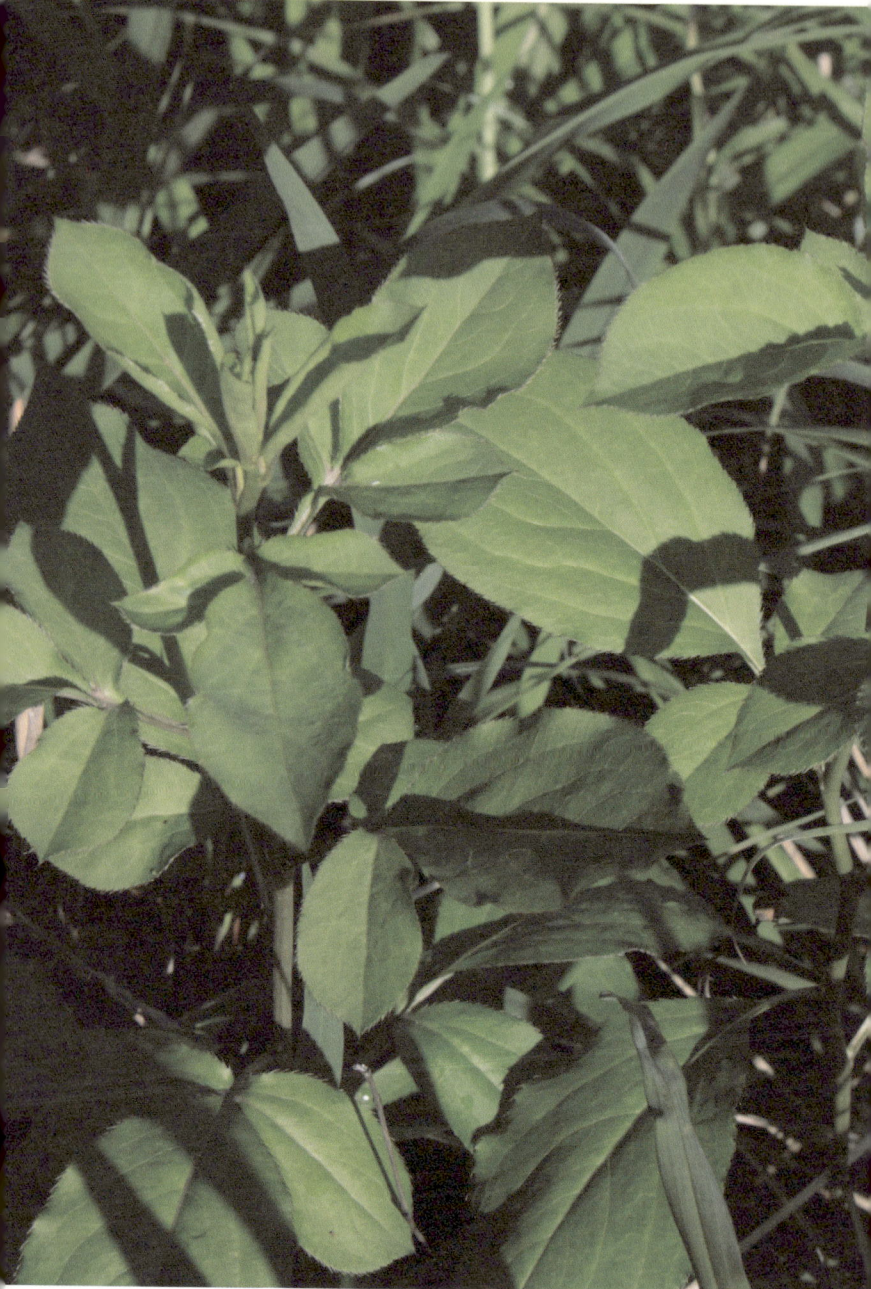

12_ 삽주(삽주싹)

1. **식물별명** : 삽주나물, 창출, 백출
2. **생약명** : 한방에서는 수염이 많아서 늙은 뿌리라는 뜻으로 창출이라고 한다.
3. **식물생태 및 나물특성** : 전국 각지의 산지 숲속이나 초원에서 야생한다. 양지바르고 건조한 땅에서 자라는 다년생식물이다. 햇볕이 잘 들고 약간 건조하고 척박한 숲 가장자리, 능선부, 사면의 상부 등에 자생한다. 건조한 지역에서 자랄 때는 가지를 벋지 않는다. 뻣뻣한 줄기는 30~100cm 높이로 자란다. 7~10월에 가지 끝마다 흰색 꽃송이가 위로 향해 핀다.

삽주는 옛날부터 위장을 튼튼하게 하는 작용으로 이름나 있는데, 최근에는 소화제의 원료로 대량 이용되고 있는 유용한 약초이다. 삽주는 오래 먹으면 무병장수할 수 있는 약초로 널리 알려지기도 했다. 삽주의 새싹은 전체가 하얀 솜털로 덮여 있고 줄기를 꺾으면 하얀 유액이 나온다. 삽주나

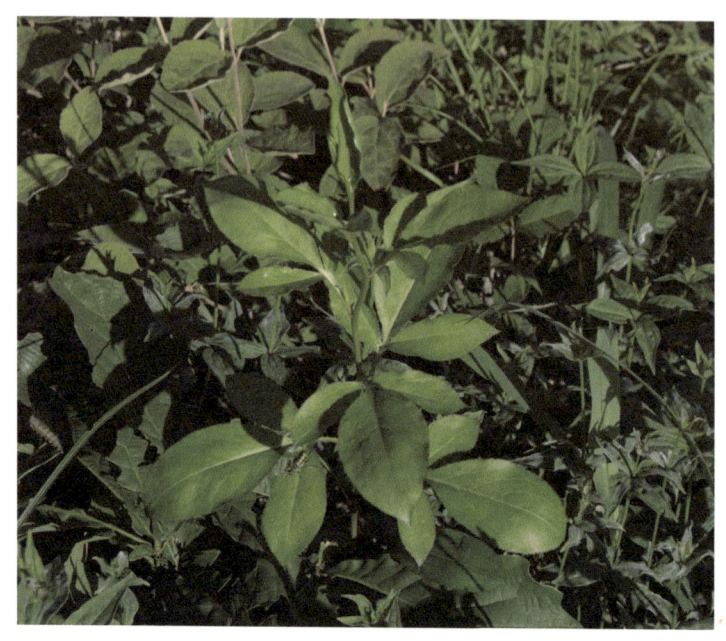
삽주(삽주싹)

물은 봄에 새싹의 잎이 벌어지기 시작할 때에 연하고 맛이 있다. 봄철 부드러운 순을 따서 나물로 무쳐 먹거나 쌈을 싸서 먹어도 된다. 삽주싹은 가장 값진 산나물 중의 하나이다. 어린순은 특별한 향이 없어서 다양한 요리에 이용이 가능하다. 삽주는 부드러운 새순을 채취하여 그냥 생회나 생쌈으로 먹는다. 또한 새순을 살짝 데쳐 한나절쯤 쓴맛을 우려낸 뒤 나물무침해서 먹거나 숙쌈 등으로 먹는다.

4. 효능 : 삽주는 칼슘, 철분, 인, 비타민B1(티아민), 니아신 등과 여러 가지의 정유 성분을 가지고 있다. 특히 카로틴, 이눌린, 알카로이드, 타닌 등을 함유하고 있다.

효능은 허약체질에 쓰며, 면역력을 높이는 비타민D가 들어 있다. 강장, 건위, 해열, 이뇨작용, 악성종양에 쓴다. 특히 방향성건위약으로 소화불량증에 널리 쓴다. 또한 칼슘 함량이 높아 어린이 성장 발육에 도움을 준다. 삽주나물은 면역력을 높여 주어 감기나 각종 질병으로부터 몸을 보호해 주며 이뇨작용을 원활하게 해주어 부종을 예방하고 노폐물 배출을 돕는다.

5. 채취 및 요리법

1) 채취시기
3~5월에 어린 줄기와 잎을 나물로 먹는다. 삽주는 흔히 삽주싹으로도 불리는 산나물이다.

2) 요리법
끓는 물에 30초~3분 정도 살짝 데치는 것이 효능이나 식감과 향을 제대로 살릴 수 있다. 갓 올라온 새순이나 어린잎을 따서 데친 후 무쳐 먹는 나물무침과 데쳐서 말려두었다가 묵나물로 이용한다. 요리는 생쌈, 숙쌈, 나물무침, 묵나물 등으로 이용한다.

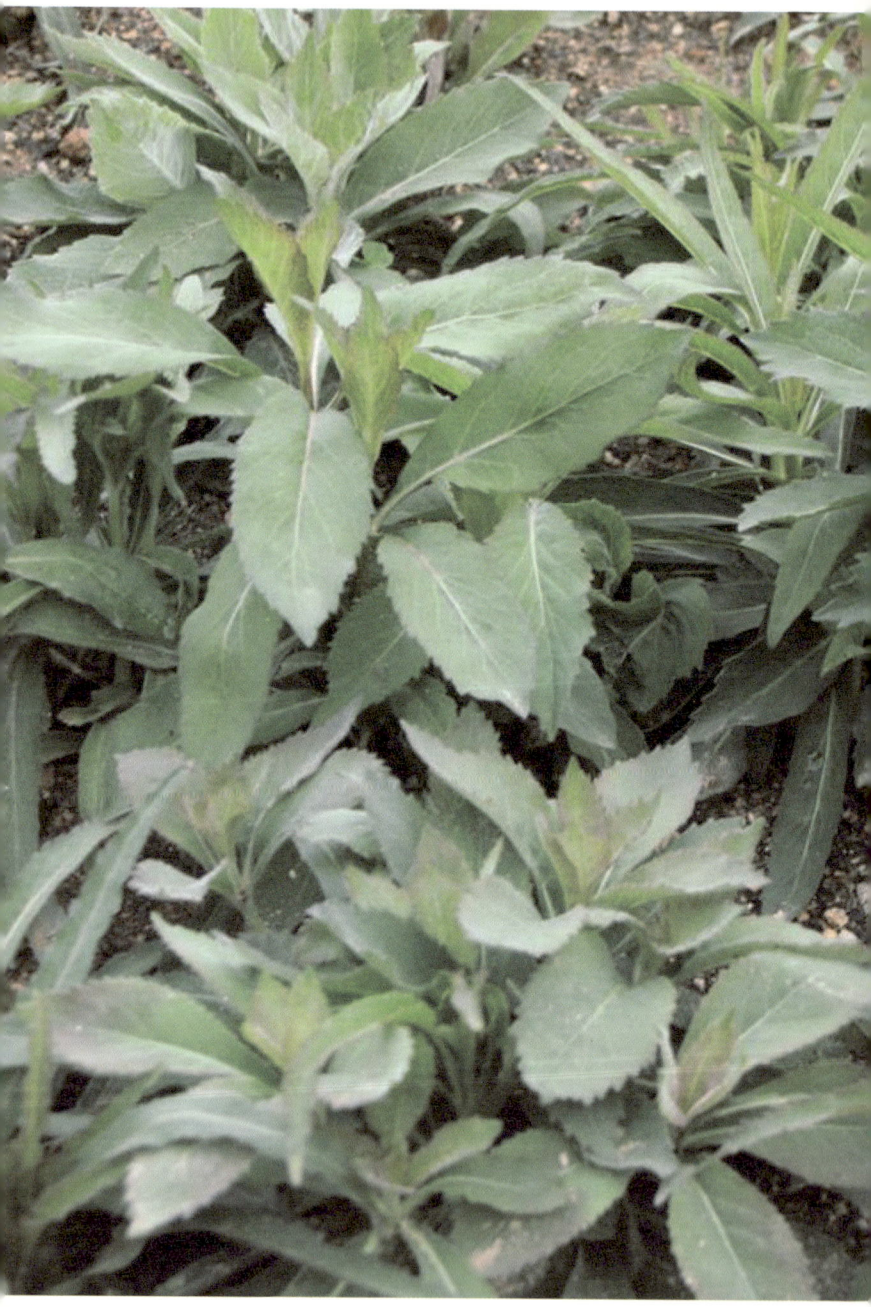

13_ 잔대 (잔대싹)

1. **식물별명** : 짠대, 제니, 딱주, 층층잔대, 가는잎딱주
2. **생약명** : 한방에서는 모래밭에 나는 삼이라 하여 사삼이라고 한다.
3. **식물생태 및 나물특성** : 산야에서 흔히 자라는 다년생식물로 높이 40~120cm이고 뿌리가 굵으며 전체에 잔털이 있다. 뿌리에서 돋은 잎은 잎자루가 길고 원심형이며 꽃이 필 때쯤 되면 없어지고 줄기에 달린 잎은 길이 4~8cm, 너비 5~40mm로서 양끝이 좁으며 톱니가 있다. 7월에서부터 9월까지 연보라색 꽃이 핀다.

잔대는 발음이 변하여 짠대, 모시대와 혼동하여 제니라고도 하고, 딱주라고도 한다. 나물은 맛이 순하고 담백하다. 새순과 어린잎을 채취하여 살짝 데쳐서 숙회와 양념에 무쳐서 나물무침을 하고, 말려두었다가 묵나물로 먹는다. 잔대싹은 맛이 달고 씹히는 맛이 부드럽다. 젊은층을 상대로 쌈용으로 개발이 유망시 되는 산나물 중에 하나이다.

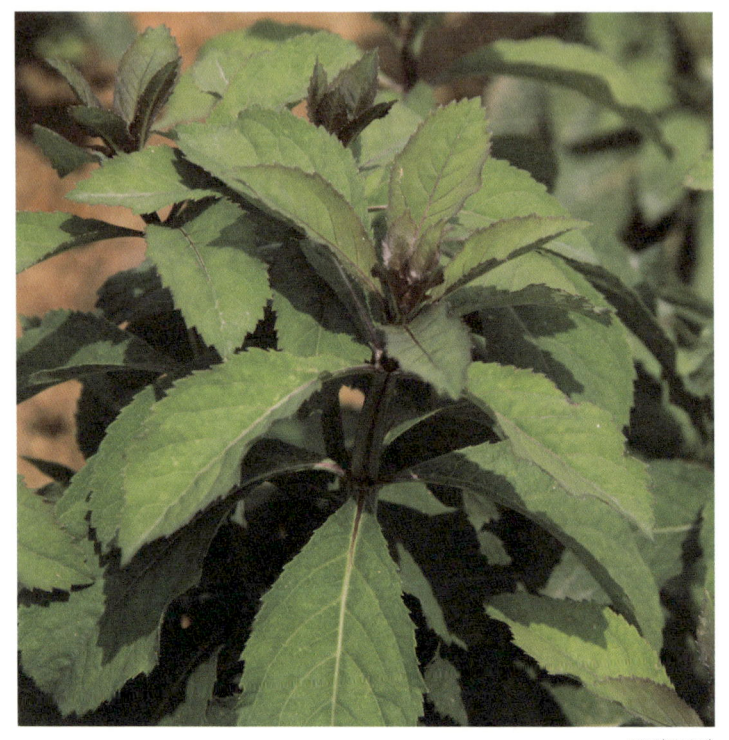

잔대(잔대싹)

4. 효능 : 성분은 칼슘, 인, 비타민A가 풍부한 알카리성식품이다. 특수성분으로 사포닌과 이눌린성분을 함유한다.

효능은 부인병, 해독작용, 기침, 천식, 항암작용, 당뇨, 면역력증강 등에 좋고 갱년기 장애를 예방하는 비타민E가 들어 있다.

5. 채취 및 요리법

1) 채취시기

4~5월에 어린싹을 나물로 먹는다. 잔대나물은 향이 진하면서 단맛이 난다. 연한 잎을 채취해서 쌈을 싸 먹거나 나물무침한다. 독성이 없는 나물이다.

2) 요리법

끓는 물에 30초~3분 정도 살짝 데치는 것이 효능이나 식감과 향을 제대로 살릴 수 있다. 갓 올라온 새순이나 어린잎을 따서 데친 후 무쳐 먹는 나물무침과 데쳐서 말려두었다가 묵나물로 이용한다. 요리는 숙쌈, 나물무침, 묵나물, 뿌리 고추장무침, 장아찌 등으로 이용한다.

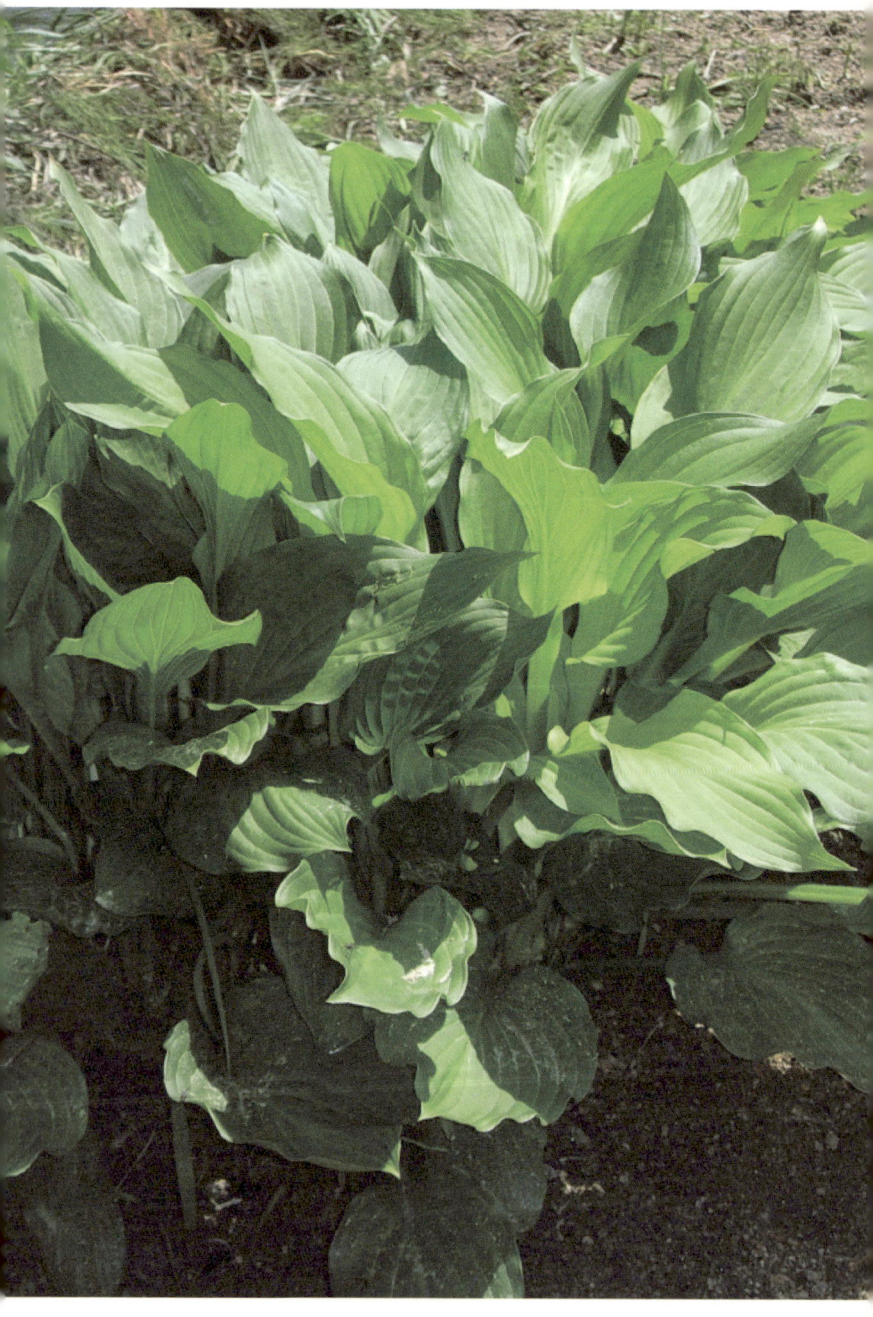

14_ 비비추

1. **식물별명** : 비비취, 산옥잠화, 바위비비추
2. **생약명** : 한방에서는 자주색 꽃이 피는 옥잠화라는 뜻으로 자옥잠이라고 한다.
3. **식물생태 및 나물특성** : 산지의 냇가에서 자라는 다년생식물이다. 줄기는 꽃만 달리는 꽃줄기이며 둥글고 곧다. 잎은 길이 12~13cm, 너비 7~10cm로 뿌리에 뭉쳐나는데 아주 어린순이 돌돌 말려서 나온다. 잎은 질기고 두껍다. 꽃은 7~8월에 연한 자주색 꽃이 한쪽으로 치우쳐서 달린다.

   잎을 손으로 비벼서 부드럽게 먹는 나물이라고 비비취라 한다. 너무 큰 잎은 독성이 있으므로 먹지 않는다. 요리는 새순이나 어린잎을 살짝 데친 후 한나절쯤 담가 두었다가 약간 독성을 우려낸 뒤 나물무침을 한다. 또한 아주 어린잎은 데쳐서 숙쌈하고, 말려두었다가 묵나물로 이용한다.
4. **효능** : 비비추는 몸과 기를 보하고 통증을 없애고 염증을 삭

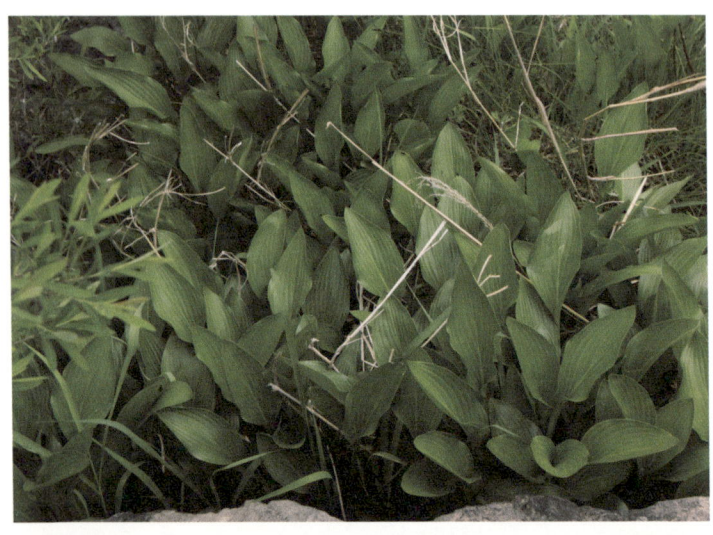

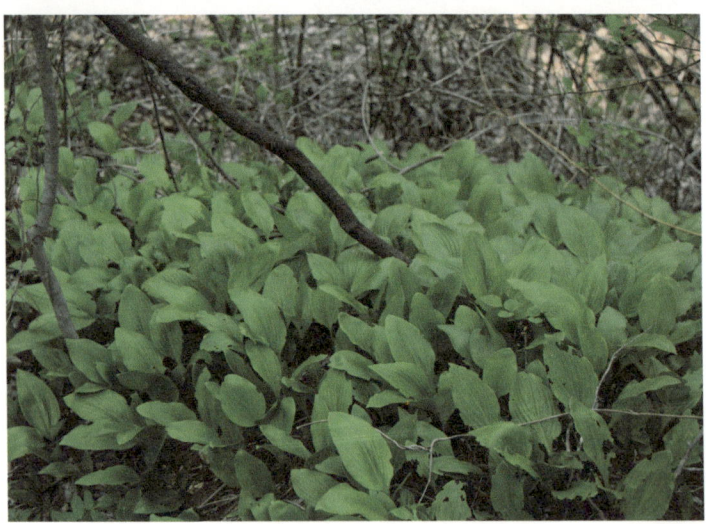

비비추

혀 주며 피를 멈추게 하고 소변이 잘 나오게 한다. 또한 입맛을 돋워 주며 소화를 촉진시키고 특히 면역력 증진과 원기회복에 좋다.

효능은 자양제로 쓰며 생체기능을 활성화하는 쿠마린이 들어 있다.

5. 채취 및 요리법

1) 채취시기

4~5월에 어린잎을 나물로 먹는다. 비비추는 살짝 데친 후 독성이 빠지도록 거품이 나올 때까지 손으로 잘 비벼서 먹는다.

2) 요리법

끓는 물에 30초~3분 정도 살짝 데치는 것이 효능이나 식감과 향을 제대로 살릴 수 있다. 갓 올라온 새순이나 어린잎을 따서 충분히 우려내고서 무쳐 먹는 나물무침과 데쳐서 말려두었다가 묵나물로 이용한다. 요리는 나물무침, 묵나물과 장아찌로 이용한다.

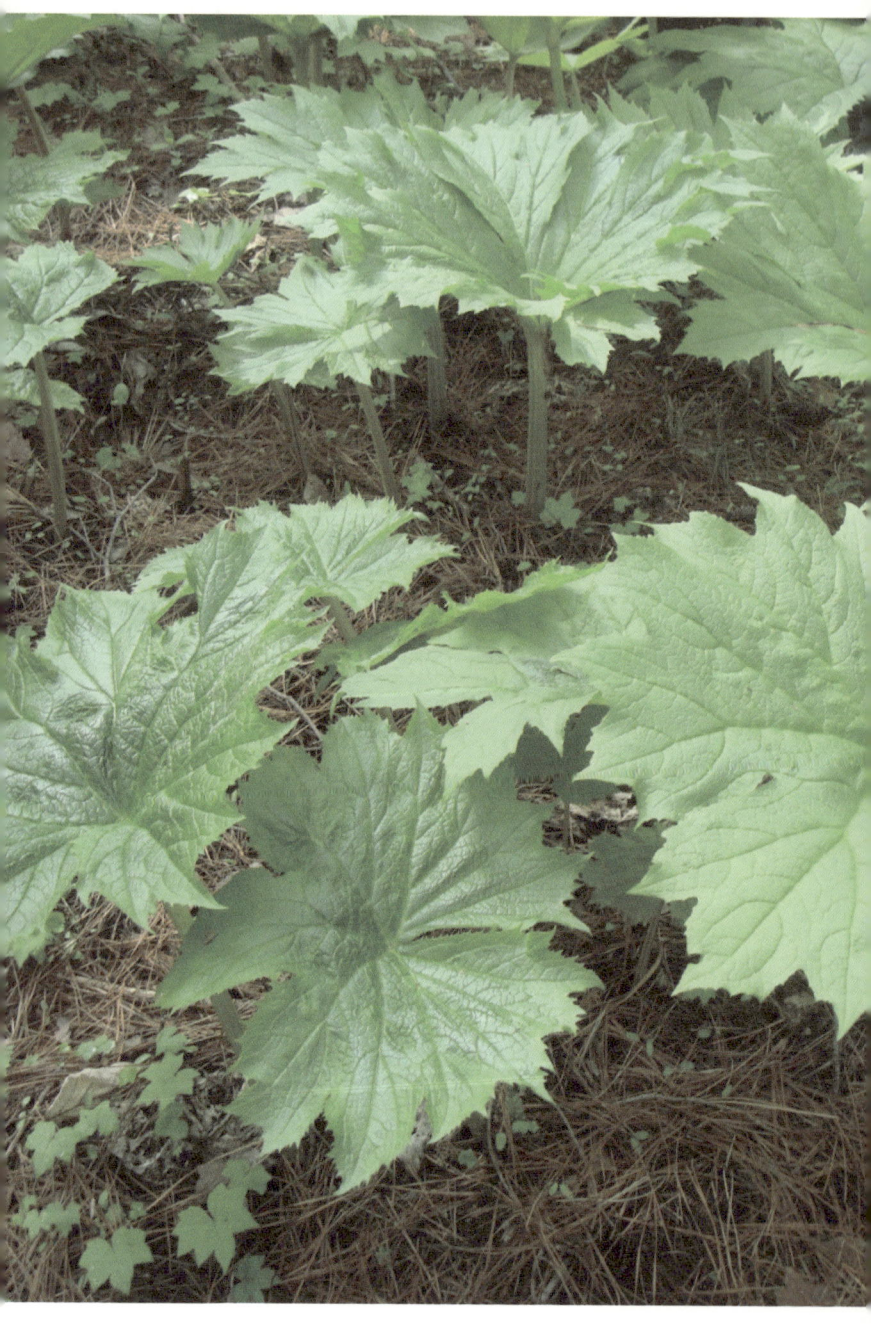

15_ 병풍쌈(취)

1. **식물별명** : 병풍취, 큰병풍쌈, 병풍
2. **생약명** : 한방에서는 잎이 게 껍데기처럼 큰 풀이라 하여 대협해갑초라고 한다.
3. **식물생태 및 나물특성** : 해발 1,000m 이상 높은 산에서 자생한다. 우리나라에 야생하는 식물 중에서 잎크기가 가장 큰 식물 중에 하나이다. 잎이 펼쳐 있는 모습이 병풍처럼 보이는 쌈이라서 붙여진 이름이다. 높은 산에서 자생하는 식물로서 일반인에게는 접하기 어려운 산나물이다. 자생지 환경은 응달지고 습기가 있는 곳에서 잘 자란다.

산나물의 여왕이라 불린다. 병풍쌈은 곰취와 쌍벽을 이룰 정도로 맛과 향이 뛰어난 산나물이다. 어린순은 쌈으로 먹으면 연하고 은은한 향이 있다. 삶아서 말려 묵나물로 먹으면 나물 중에 으뜸이다. 줄기는 굵고 긴데 껍질을 벗겨서 장아찌나 튀김, 볶아 먹어도 좋다. 잎이 커진 병풍쌈은 끓는 물에 데쳐서 숙쌈으로 먹어도 좋다.

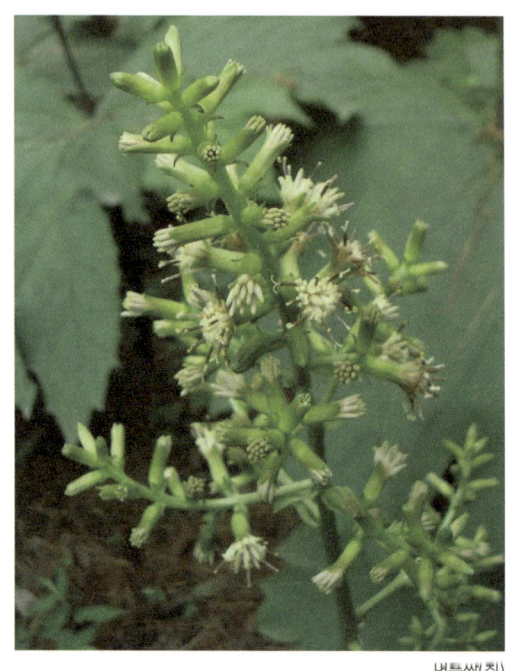

냉통쌈(취)

4. **효능** : 중풍을 예방하는 효과가 있어 중풍 초기에 병풍쌈을 달여 먹으면 효능을 볼 수 있다. 비타민A, 비타민B가 풍부하여 피로하거나 피부가 까칠까칠할 때 효과가 크고 눈을 맑게 해준다.

효능은 심혈관질환, 동맥경화, 당뇨, 신경질환, 항암 및 항돌연변이, 면역기능, 아토피, 중풍 예방(중풍의 초기 예방)에 효과가 있다.

5. 채취 및 요리법

1) 채취시기

3~5월에 부드러운 어린잎을 수확한다. 어린잎을 따서 된장으로 쌈을 싸서 먹는다. 잎이 커서 쌈을 싸기 좋으며 부드럽고 순한 향과 씹는 맛이 있어 그냥 날로 먹는 것이 좋다. 조금 자란 잎도 살짝 데쳐서 쌈으로 먹는다. 은은한 향이 일품이며 줄기는 껍질을 벗겨 마요네즈나 고추장, 된장에 찍어 먹어도 맛있다.

2) 요리법

끓는 물에 30초~3분 정도 살짝 데치는 것이 효능이나 식감과 향을 제대로 살릴 수 있다. 어린잎 또는 어느 정도 큰 잎을 따서 데친 후 무쳐 먹는 나물무침과 데쳐서 말려두었다가 묵나물로 이용한다. 요리는 생쌈, 숙쌈, 샐러드, 나물무침, 묵나물, 장아찌 등으로 이용한다.

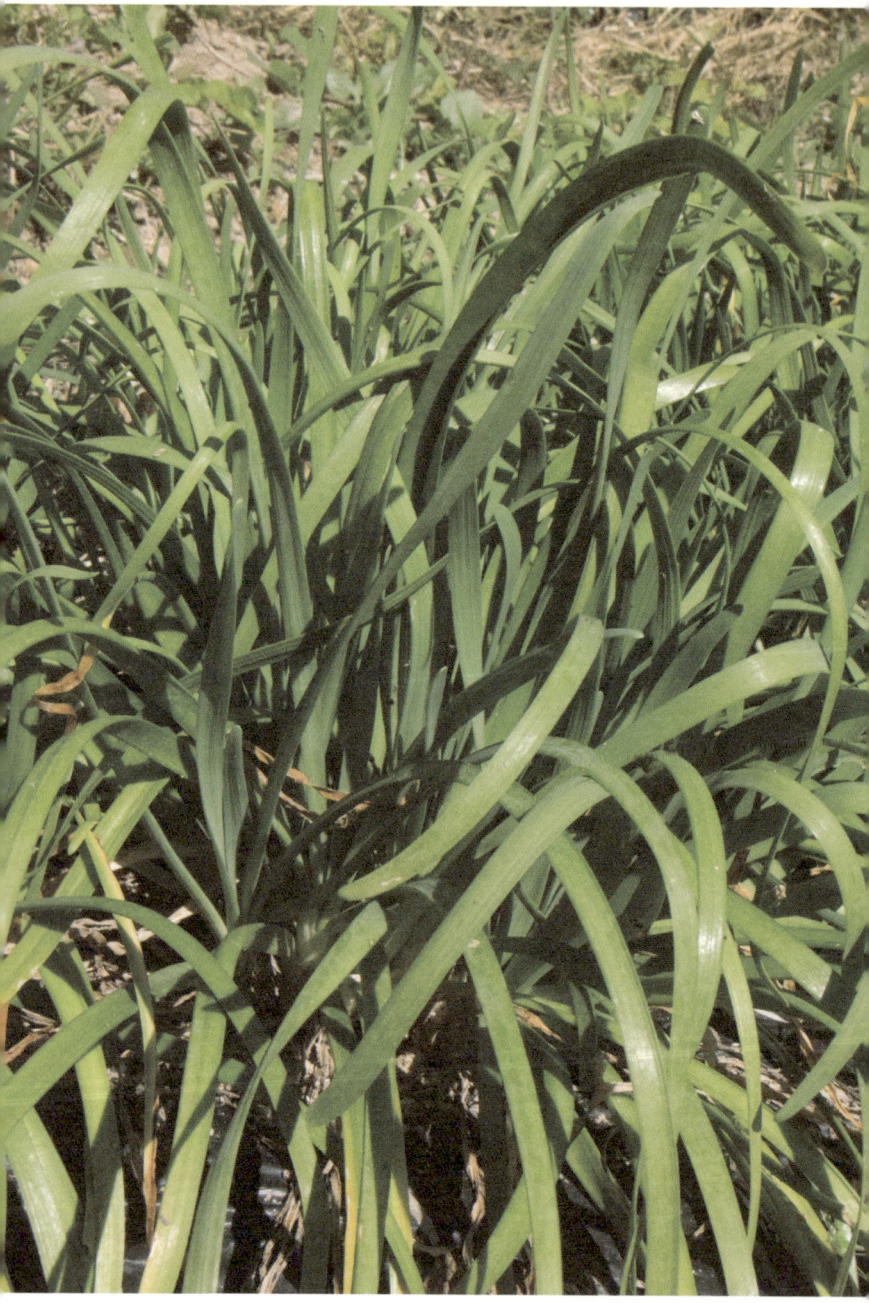

16_ 두메부추

1. **식물별명** : 설령파, 두메달래, 메부추
2. **생약명** : 한방에서는 두메산골에 나는 부추라 하여 산구라고 한다.
3. **식물생태 및 나물특성** : 깊은 산 양지바른 산마루나 험한 계곡가, 바닷가에 무리지어 자라는 다년생식물이다. 땅속에 있는 비늘줄기는 파뿌리와 비슷하다. 8~9월에 꽃줄기 끝에 많은 홍자색 꽃이 공 모양으로 둥글게 모여 핀다.

   두메산골에 나는 달래라고 두메달래, 눈봉우리에 나는 파라고 설령파 등으로도 부른다. 일반부추보다 잎이 두껍고 넓으며 매운맛이 강하다. 어린잎을 뿌리채 채취하여 그냥 날로 또는 살짝 데쳐서 먹는 생회·숙회, 어린잎을 뿌리채 캐서 생으로 무쳐 먹는 생무침, 살짝 데쳐서 무쳐 먹는 나물무침, 어린잎을 적당히 썬 뒤 무쳐 먹는 겉절이와 그밖에 효소, 김치, 장아찌 등을 만든다.

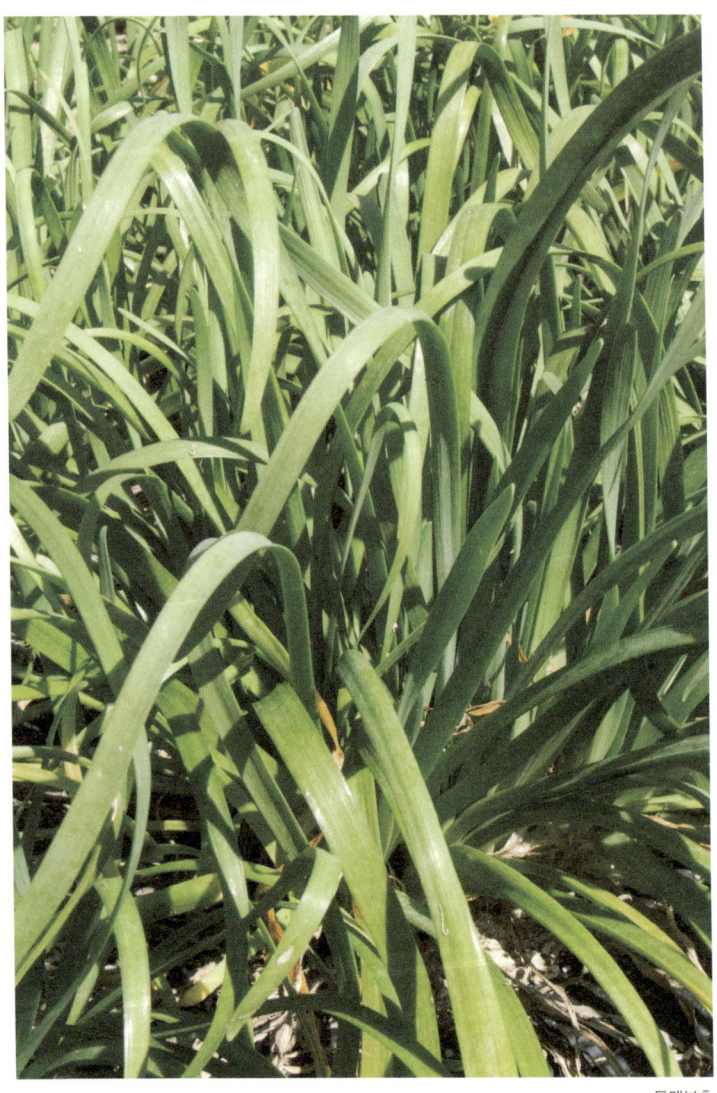

두메부추

4. **효능** : 효능은 위암, 천식, 동맥경화, 고혈압, 협심증, 심장병, 당뇨, 소화불량, 신장기능을 좋게 하는데 쓰며 뇌혈관질환, 노화 예방, 항산화작용을 한다. 질병에 대한 저항력을 높이는 비타민A가 들어 있다.

5. 채취 및 요리법

1) 채취시기

3~5월에 새순과 잎을 나물로 먹는다. 성질이 따뜻하여 몸이 찬 사람이 생즙으로 먹으면 피가 맑아지고, 데쳐서 먹으면 위장이 좋아진다. 생즙은 요구르트와 같이 갈아 먹는다.

2) 요리법

어린잎은 생회 또는 데쳐서 숙회로 된장에 찍어 먹는다. 끓는 물에 30초~3분 정도 살짝 데치는 것이 효능이나 식감과 향을 제대로 살릴 수 있다. 갓 올라온 새순이나 잎을 따서 데친 후 무쳐 먹는 나물무침을 한다. 요리는 생회, 숙회, 생무침, 나물무침 등으로 이용한다.

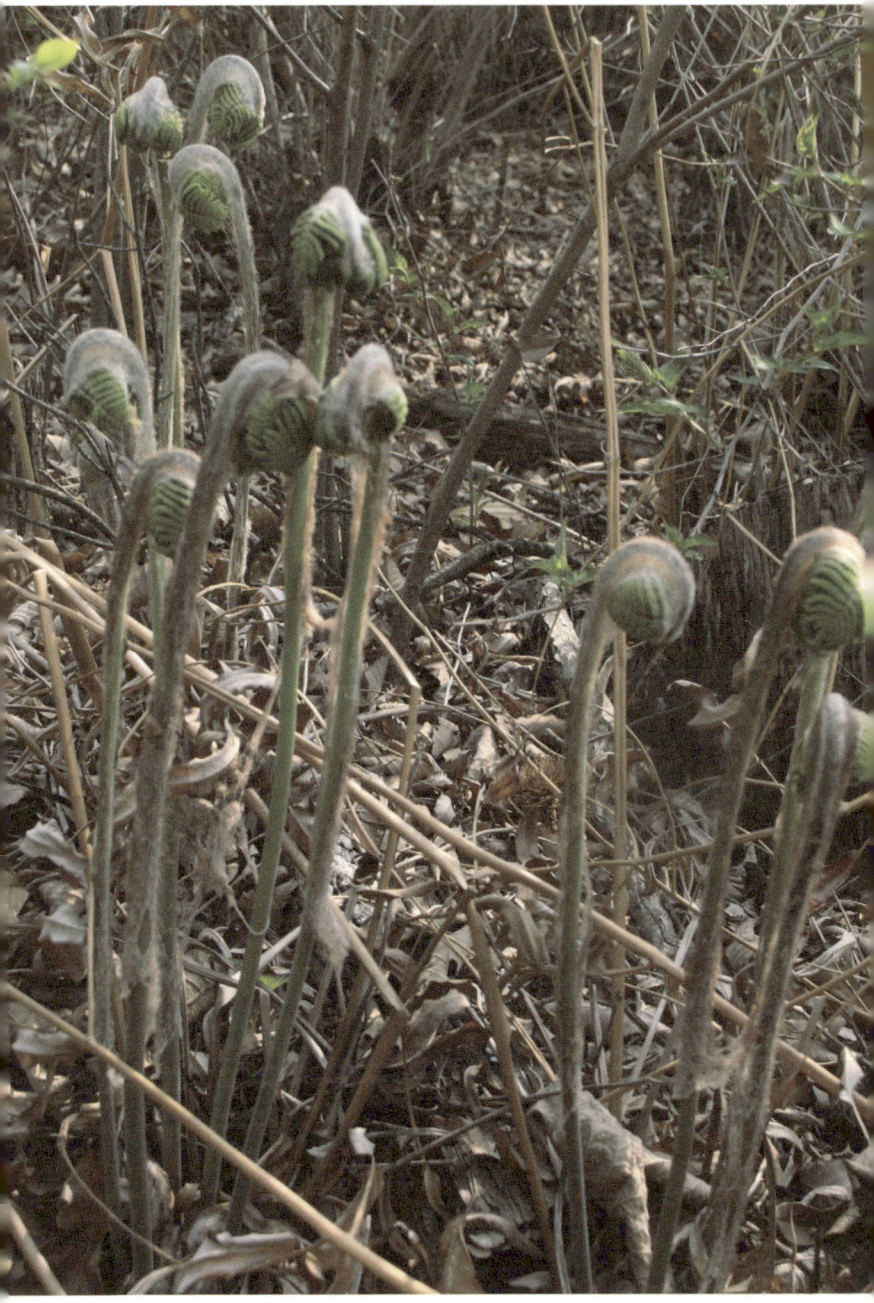

17_ 고비

1. **식물별명** : 개비, 고비나물, 가는고비, 고베기, 깨치미, 개춤, 개고비, 참고비

2. **생약명** : 생약명은 자주색 풀이라 하여 자기라고 한다.

3. **식물생태 및 나물특성** : 주로 깊은 산 반그늘, 습기가 있는 비탈, 계곡 등에 군생한다. 지방에 따라 줄기가 푸르스름한 것을 청고비, 갈색에 가까운 것을 홍고비라 부른다. 다년생식물로 주먹 같은 근경에서 여러 대가 나와서 높이 60~100cm 정도 자란다. 어린잎은 용수철처럼 풀리면서 자라며 적색 바탕에 흰 솜털이 덮여 있고 잎자루는 주맥과 더불어 윤채가 있으며 처음에는 적갈색 털로 덮여 있지만 곧 없어진다.

잎은 영양잎과 포자잎으로 나누어지는데, 우리가 흔히 고비라 하여 먹는 쪽은 영양잎이다. 갓 올라온 연하고 통통한 새순을 삶아서 하룻밤 물에 담가 떫은맛을 우려낸 뒤 무침을 하고, 새순을 삶아 말려서 묵나물을 한다. 고비는 비타민

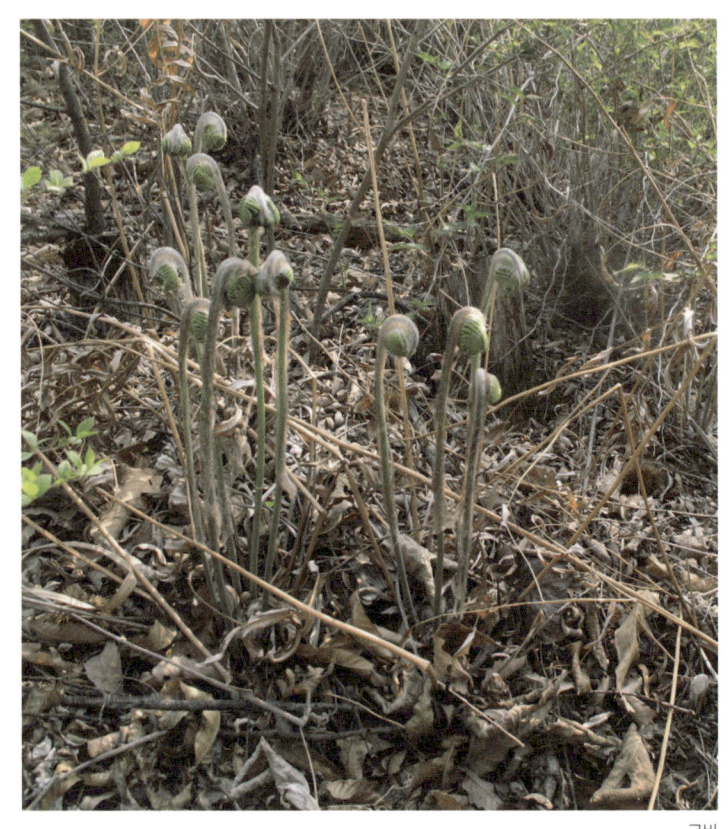

고비

B1의 흡수를 방해하는 아네우리나이제 효소가 있어서 삶아서 하루 동안 우려낸 뒤 요리를 해야 한다. 알갱이 같은 포자주머니가 달린 것을 개고비, 포자주머니가 없는 것을 참고비라 한다.

4. **효능** : 성분은 단백질, 섬유소, 무기물, 비타민A, 비타민B2, 비타민C 등과 니코틴산, 시토스테롤이 있다. 효능은 신경통, 건위, 정장, 강장 및 해열, 유행성감기, 항산화작용, 피부미용(피부발진, 피부트러블)에 좋다. 근육을 단단히 해주는 단백질이 들어 있다.

5. 채취 및 요리법

1) 채취시기

3~5월에 새순을 나물로 먹는다. 고비는 이른 봄에 생식잎이 먼저 나오고 다음에 영양잎이 나오며 어린순을 꺾어 끓는 물에 데쳐서 말린다. 고비는 고사리보다 쌉쌀한 맛이 강하다.

2) 요리법

끓는 물에 30초~5분 정도 데치는 것이 효능이나 식감과 향을 제대로 살릴 수 있다. 갓 올라온 연하고 뚱뚱한 새순을 데쳐서 하룻밤 물에 담가서 떫은 맛을 우려내서 무쳐 먹는 나물무침과 말려두었다가 묵나물로 이용한다. 요리는 나물무침과 묵나물로 이용한다.

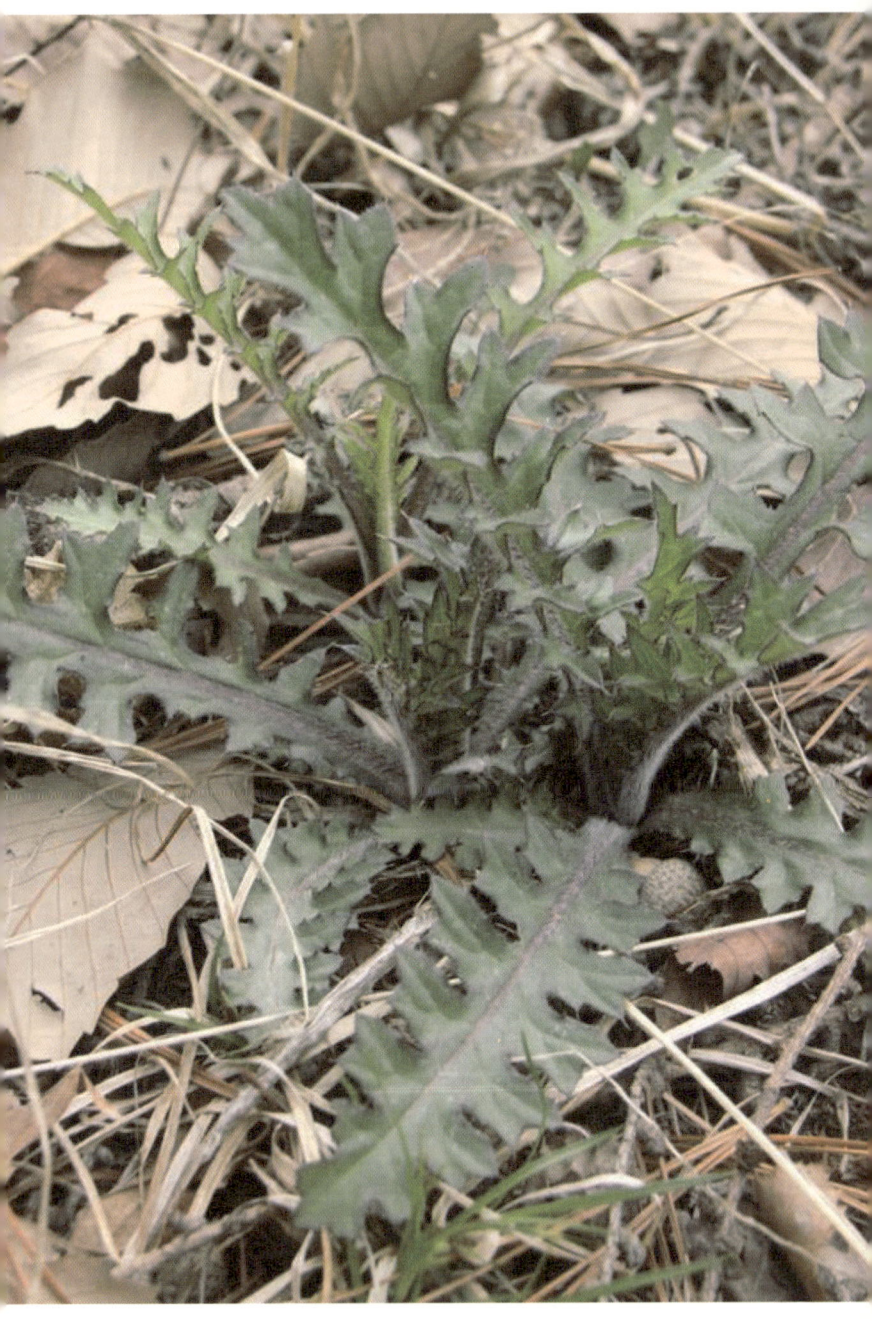

18_ 엉겅퀴

1. **식물별명** : 가시나물, 항가새, 엉겅퀴꽃, 엉거시
2. **생약명** : 한방에서는 대계라고 한다.
3. **식물생태 및 나물특성** : 산과 들의 풀밭에서 자라는 다년생 식물이다. 가시가 있는 잎을 뜯어서 나물로 먹기 때문에 '가시나물'이라고도 한다. 줄기는 50~100cm 높이로 자라며 줄기와 잎에 털이 나 있다. 6~8월에 줄기와 가지 끝에 붉은색 꽃이 핀다.

엉겅퀴는 독특한 향과 씹는 질감이 좋아 나물로 안성맞춤이지만 떫은 맛을 우려내야 한다. 가시가 있는 거친 생김새와는 달리 맛이 좋은 나물이다. 새순을 살짝 데쳐서 먹는 숙회, 새순을 데쳐서 무쳐 먹는 나물무침, 어린잎을 말려서 먹는 묵나물, 간장과 식초 등을 만든 절임장에 담가 장아찌 등을 한다. 동의보감에는 엉겅퀴에 대해 '성질은 평하고 맛은 쓰며 독이 없다. 어혈을 풀리게 하고 출혈을 멎게 한다. 옹종과 옴, 버짐을 낫게 한다. 여자의 적백대하를 낫게 하고

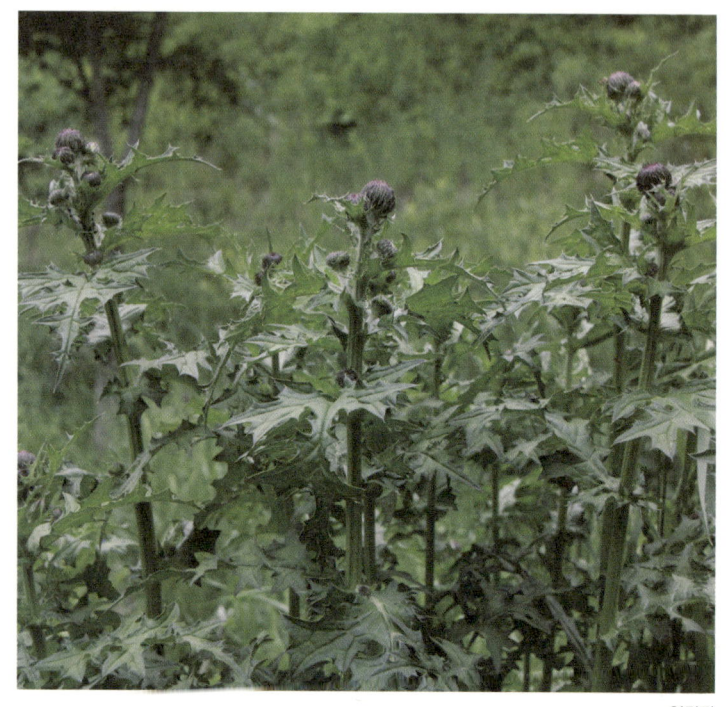

엉겅퀴

혈을 보한다.'고 한다.

4. **효능** : 성분은 플라보노이드, 정유, 알카로이드, 수지, 이눌린 등이 있다. 효능은 고혈압, 간경화, 당뇨, 항암, 혈액순환에 효과가 있다. 특히 관상동맥경화에 의한 고혈압에 현저한 효과가 있다. 피를 맑게 하는 베타아말린이 들어 있

다. 생즙은 관절염, 신경통에도 효과가 있다. 또한 실리마린은 간세포의 회복과 신진대사를 촉진시켜 주고 독성으로부터 간세포를 보호해 준다. 그리고 암세포의 증식을 억제시키는 작용을 한다. 플라보노이드도 간의 독소배출에 도움을 준다.

5. 채취 및 요리법

1) 채취시기

3~4월에 어린잎을 나물로 식용한다. 엉겅퀴에 들어 있는 플라보노이드라는 성분이 지방간을 개선시키고 알코올을 분해해 주는 등의 간 건강에 도움을 준다. 술자리가 잦은 분들은 쉽게 간이 피로하기 때문에 엉겅퀴나물이 좋다.

2) 요리법

끓는 물에 30초~3분 정도 살짝 데치는 것이 효능이나 식감과 향을 제대로 살릴 수 있다. 갓 올라온 새순이나 어린잎을 따서 데친 후 무쳐 먹는 나물무침과 데쳐서 말려두었다가 묵나물로 이용한다. 요리는 나물무침과 묵나물로 이용한다.

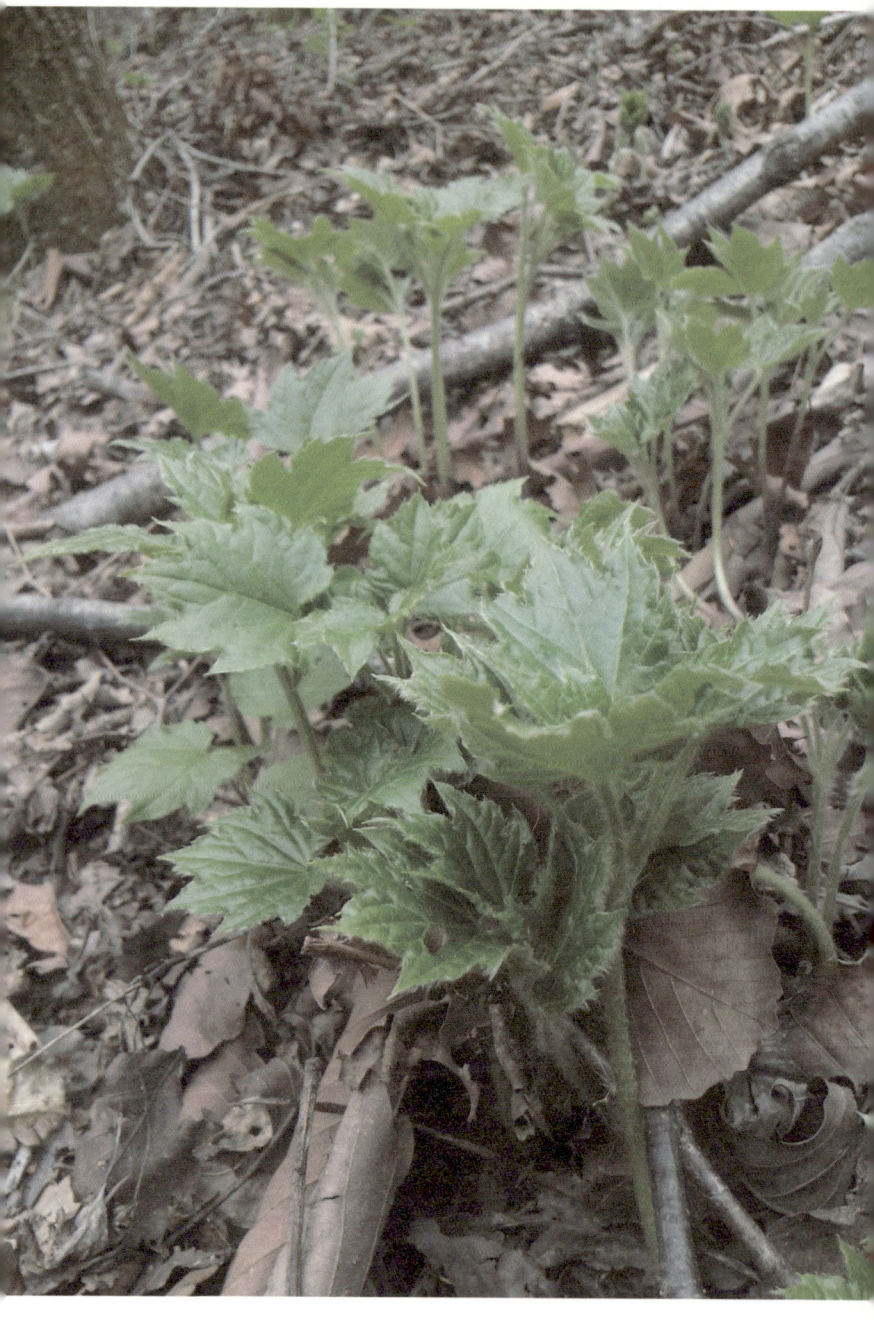

19_ 단풍취

1. **식물별명** : 괴발딱지, 괴발땅취, 장이나물, 괴발딱취, 좀단풍취, 가야단풍취, 괴발딱주

2. **생약명** : 한방에서는 싹이 1개씩 올라오는 단풍잎이라 하여 색엽일아풍이라고 한다.

3. **식물생태 및 나물특성** : 산의 숲속에서 자라는 다년생식물이다. 40~80cm 높이로 자라며 줄기는 가지가 없고 긴 갈색털이 드문드문 있다. 줄기 가운데에 돌려나는 둥근잎은 단풍잎과 비슷하다. 7~9월에 줄기 끝의 흰색 꽃송이가 달린다.

산나물의 여왕으로 불리는 단풍취는 지방에 따라 고양이발을 닮았다고 괴발딱지 또는 괴발땅취, 장이나물 등 여러 이름으로 부른다. 채취시기는 5월 초에서 중순까지이고, 고지대는 6월 초순까지 가능하다. 갓 올라온 새순을 살짝 데쳐서 숙회로 이용하고, 새순을 데쳐서 나물무침, 어린잎을 데쳐서 말려두었다가 묵나물 등으로 이용한다. 피로로 피

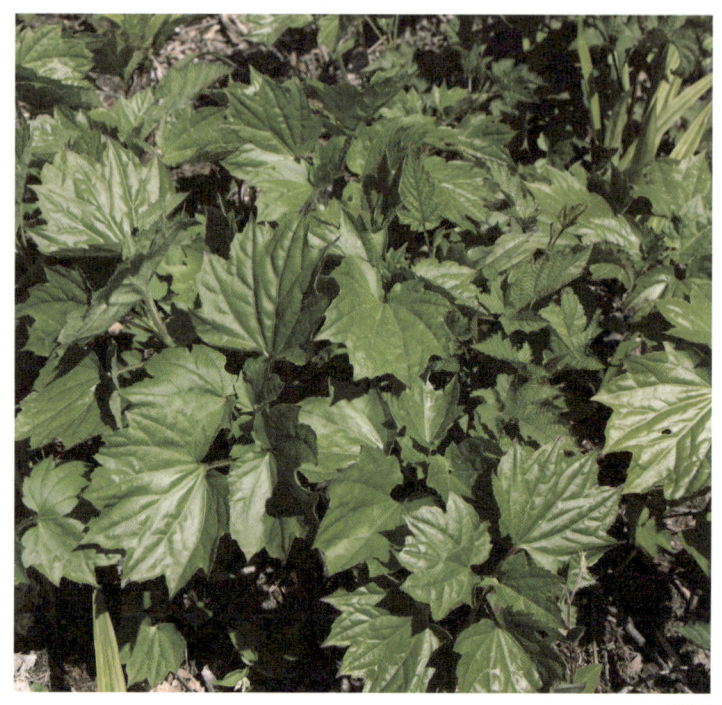

단풍취

부가 거칠어졌을 때 잎을 차로 끓여 마신다. 또한 중풍 초기에 줄기와 잎을 달여서 먹으면 효능을 볼 수 있다. 입맛이 없을 때 줄기와 잎을 차처럼 달여 마시면 입맛이 돌아온다.

4. 효능 : 효능은 입맛이 없을 때나 숙취해소에 쓰이며 눈과 피부를 맑게 하는 비타민A, 피로를 풀어주는 비타민B가 들

어 있다. 숙취해소, 동맥경화, 고혈압, 류마티스관절염, 장염 등에 효능이 있다. 단풍취에서 추출한 플라보노이드 성분의 아피제논과 쌉쌀한 맛의 원인인 셰스퀴테르펜 락톤 등은 항산화 물질로 숙취해소 및 콜레스테롤 수치를 낮추고 항염증 효과를 나타내며, 특히 중풍을 예방하는 효과가 있다.

5.채취 및 요리법

1) 채취시기

4~5월에 새순과 어린잎을 나물로 먹는다. 은은한 향이 일품이다. 향이 독특하고 씹는 맛이 좋다. 단풍취는 생 또는 데쳐서 샐러드, 볶음나물, 쌈으로 먹으며 말려서 묵나물로 먹는다.

2) 요리법

어린잎은 생쌈 또는 쑥쌈으로 먹는다. 갓 올라온 새순이나 어린잎을 따서 데친 후 무쳐 먹는 나물무침과 데쳐서 말려두었다가 묵나물로 이용한다. 요리는 생쌈, 숙쌈, 나물무침, 묵나물, 장아찌 등으로 이용한다.

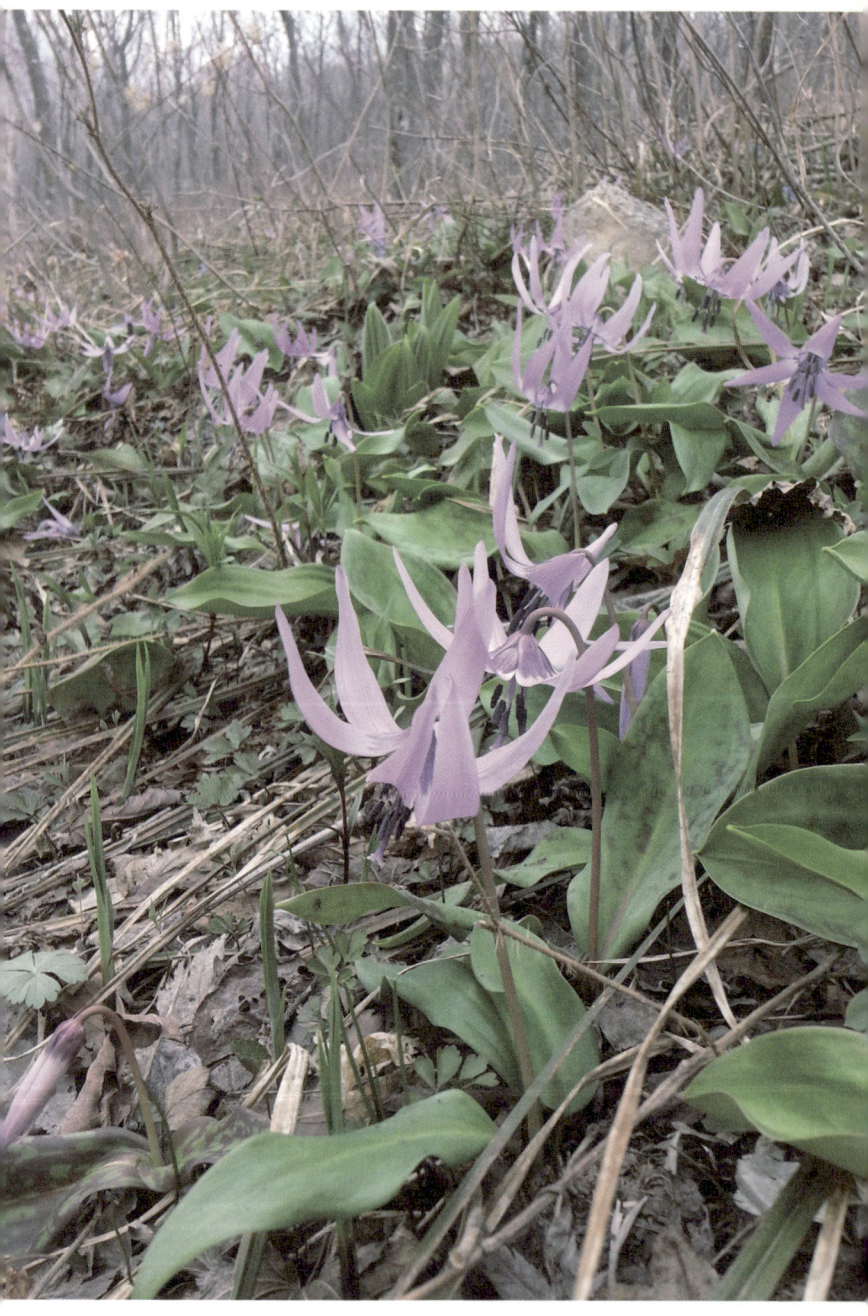

20_ 얼레지

1. **식물별명** : 가재무릇, 얼네지, 미역취
2. **생약명** : 한방에서는 잎이 바퀴에 밟힌 듯 얼룩덜룩한 산자고라 하여 차전엽산자고라고 한다.
3. **식물생태 및 나물특성** : 전국 각지의 높은 산의 숲속에서 자라는 다년생식물이다. 땅속 깊이 들어 있는 길쭉한 모양의 흰색 비늘줄기에서 2개의 잎이 나와 수평으로 퍼진다. 타원형 잎은 가장자리가 밋밋하며 잎 표면에 자주색의 얼룩무늬가 있어 얼레지라고 한다. 꽃줄기는 잎과 함께 나와 10~20cm 높이로 곧게 선다. 4월에 꽃줄기 끝에 홍자색 꽃이 밑을 보고 핀다.

봄꽃의 여왕이라고 한다. 산나물의 귀한 보물 중의 하나인 얼레지는 전국에 있는 높은 산악지대에 야생한다. 나물 맛이 아주 뛰어날 뿐만 아니라 꽃의 모양도 매우 아름답다. 어린잎과 비늘줄기, 꽃, 꽃봉오리 등 전체를 데쳐서 국을 끓이거나 나물로 무쳐 먹는다. 얼레지나물은 특유의 향과 미역

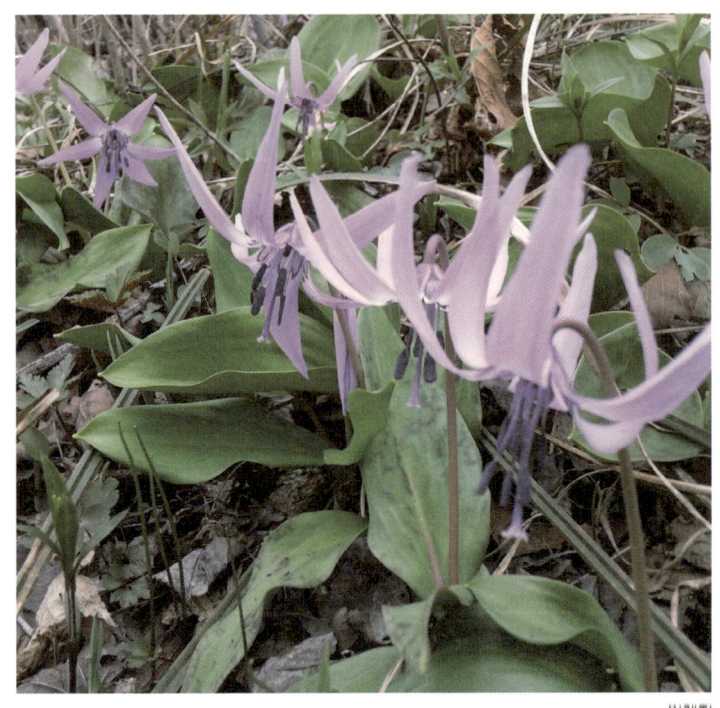

얼레지

처럼 미끈미끈한 느낌이 있다. 어린잎은 나물무침이나 국거리로 식용하며 맛이 담백하다. 독성이 있어 생으로 먹으면 안 되고 꼭 물에 푹 삶아 충분히 우려낸 뒤 요리를 하여야 한다.

4. **효능** : 민간에서는 몸의 영양을 좋게 하는 자양과 몸의 힘

을 왕성하게 하는 강장제로 콩팥질병과 이질, 복통, 궤양성 질병, 위장병치료에 사용한다. 한방에서는 건위, 진토, 지사, 위장염, 구토, 하리, 화상 등에 쓴다. 효능은 자양강장, 위장염, 통풍, 관절통에 쓰며 염증을 가라앉히는 콜히친이 들어 있다.

5. 채취 및 요리법

1) 채취시기

3~4월에 어린잎을 나물로 먹는다. 나물무침은 어린순을 따서 살짝 데쳐 물에 하루쯤 담가 독성을 우려낸 뒤 요리한다. 반드시 끓는 물에 데쳐서 찬물에 헹구고 하루를 우려낸 다음 나물로 무치거나 된장국에 넣어 먹으면 특유의 향기와 담백한 맛이 있다.

2) 요리법

끓는 물에 30초~3분 정도 데치는 것이 효능이나 식감과 향을 제대로 살릴 수 있다. 독성이 강하므로 갓 올라온 잎이나 줄기, 꽃을 함께 따서 데친 후 물에 하루쯤 담가 우려낸 뒤 무쳐 먹는 나물무침과 데쳐서 말려두었다가 묵나물로 이용한다. 요리는 나물무침과 묵나물로 이용한다.

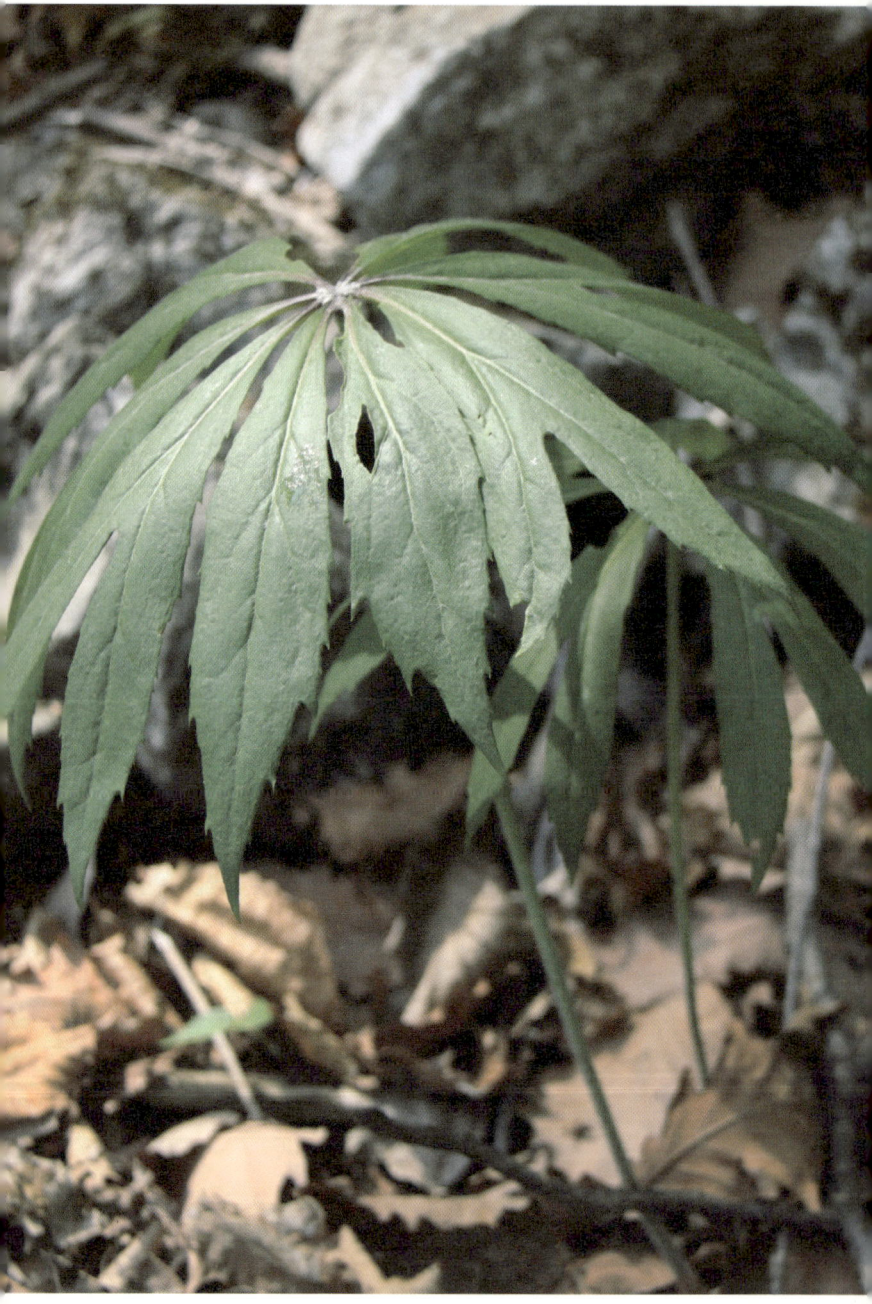

21_ 우산나물

1. **식물별명** : 대청우산나물, 삿갓나물

2. **생약명** : 한방에서는 큰 토끼의 우산이라는 뜻으로 대토아산이라고 한다.

3. **식물생태 및 나물특성** : 산의 숲속에서 자라는 다년생식물이다. 주로 낮은 산부터 높은 산의 나무 밑 그늘숲에 많이 난다. 50~60cm 높이로 곧게 자라는 줄기에 2~3개의 잎이 어긋난다. 밑의 잎은 잎자루가 길고 밑부분이 줄기를 둘러싸며 둥근 잎몸이 7~9개로 깊게 갈라진다. 갈래조각은 다시 2개씩 갈라지고 가장자리에 톱니가 있다. 6~9월에 줄기 끝에 연한 홍색 꽃송이가 촘촘히 모여 달린다.

봄에 잎이 우산같이 퍼지면서 나오는 새순을 나물로 먹으므로 우산나물이라 한다. 어린잎을 나물로 이용한다. 맛은 쓰고 매우며 약성은 따뜻하다. 조금 거북한 향과 쓴맛이 나므로 끓는 물에 살짝 데친 후 찬물에 담가 충분히 우려낸다. 씹히는 맛은 연하고 독특한 향이 나며 비타민과 미네랄

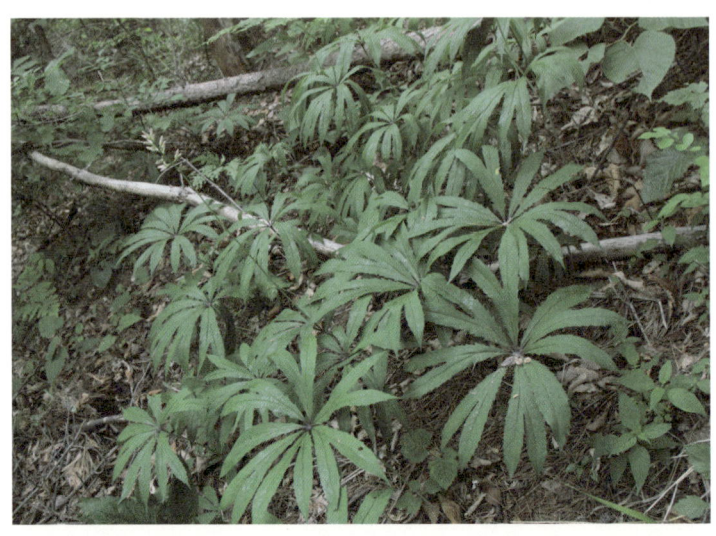

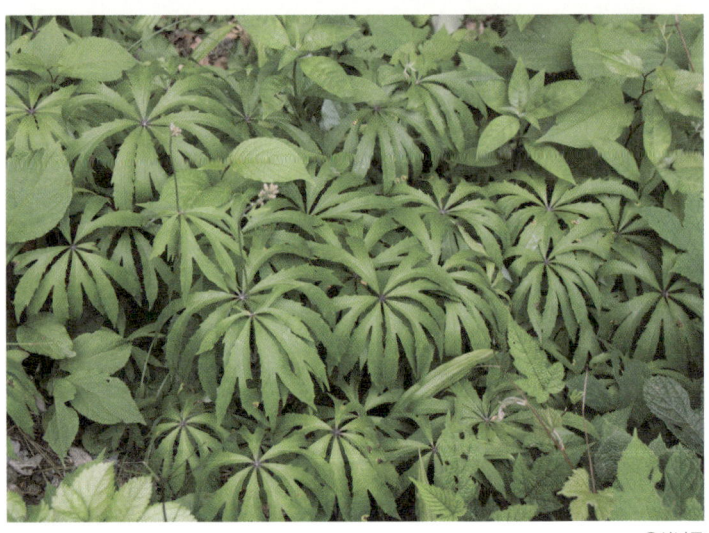

우산나물

이 풍부한 나물이다. 갓 올라온 새순이나 어린순을 따서 살짝 데쳐서 한나절 물에 담가다가 쓴맛을 우려낸 뒤 나물무침을 한다. 데쳐서 말려두었다가 묵나물로 한다. 우산나물에는 비타민, 미네랄, 폴리페놀 그리고 플라보노이드 화합물의 함량이 높다. 특히 생리활성 물질과 영양성분이 많아 기능성식품의 개발 가능성이 높은 나물이다.

4. **효능** : 효능은 중풍 예방, 통증, 관절통, 타박상, 혈액순환, 생리통, 생리불순에 쓰며, 근육을 단단하게 만들어 주는 수용성단백질이 들어 있다. 최근 연구에서 특정한 암세포의 생장을 억제하는 효과가 있다고 한다.

5. 채취 및 요리법

1) 채취시기

3~4월에 어린잎을 나물로 먹는다. 향과 맛이 참나물과 비슷하다. 씹는 맛이 연하고 독특한 향이 난다. 비타민과 미네랄이 풍부하다.

2) 요리법

끓는 물에 30초~3분 정도 살짝 데치는 것이 효능이나 식감과 향을 제대로 살릴 수 있다. 독성이 있으므로 생으로는 절대 먹지 않는다. 데친 나물은 찬물에 한나절 정도 충분히 우려낸 후 요리한다. 요리는 새순이나 어린잎을 따서 데친 후 무쳐 먹는 나물무침과 데쳐서 말려두었다가 묵나물로 이용한다.

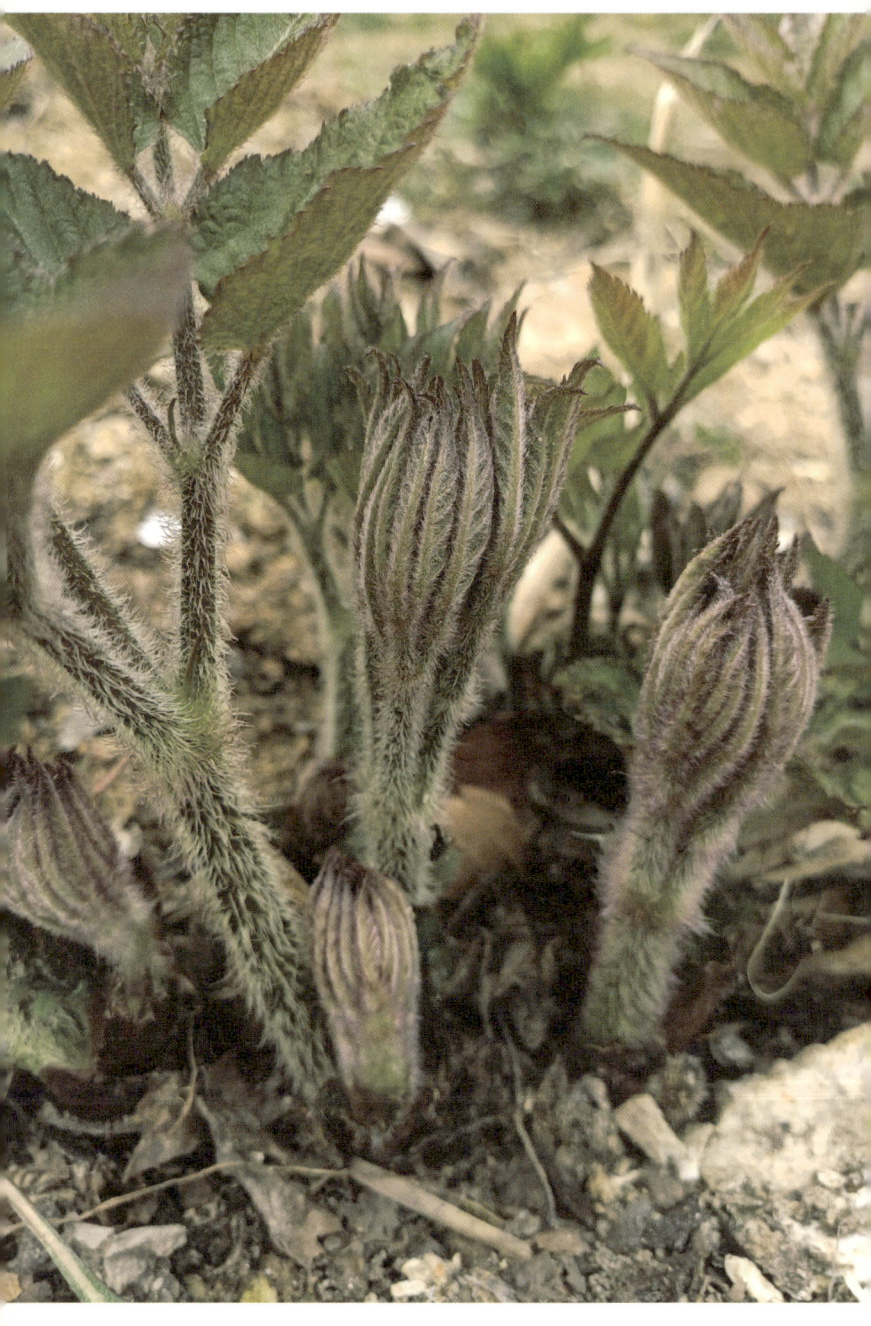

22_ 독활(땅두릅)

1. **식물별명** : 땃두릅, 땃두릅나무, 땅두릅, 뫼두릅나무, 토당귀
2. **생약명** : 생약명은 새순이 나비 애벌레 모양인 개두릅이라 하여 독활이라고 한다.
3. **식물생태 및 나물특성** : 전국에 야생하는 다년생식물이다. 주로 산속의 양지바르고 기름진 반그늘 숲속의 풀밭이나 숲 가장자리, 계곡에 접한 사면의 상부 등에서 자란다. 줄기는 가지가 갈라지며 1~2m 높이로 크게 자란다. 꽃을 제외한 전체에 털이 약간 있다. 7~8월에 가지 끝마다 자잘한 연녹색 꽃이 둥글게 모여 핀다.

독활의 새순(싹)을 땅두릅 혹은 땅두릅나물이라 부른다. 땅두릅은 뿌리에서 5, 6개의 새순(싹)이 땅속에서 올라온다. 땅속 깊이 뿌리를 내리고 영양분을 흡수하여 4월이면 땅 위로 모습을 드러낸다. 새싹(순)이 땅 위로 모습을 드러낼 때 땅속의 줄기를 잘라서 나물로 이용한다. 줄기와 잎은 약

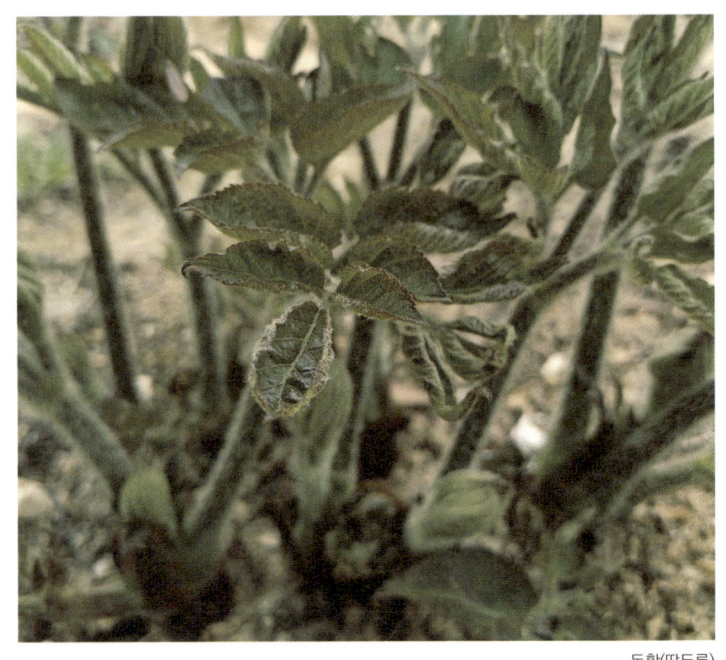

독활(땅두릅)

간 쌉싸래하고 아린 맛이 나지만 아삭아삭 씹히는 식감이 있다. 새싹(순)을 채취하여 살짝 데친 후 초장에 찍어 먹는 숙회, 새싹(순)을 살짝 데친 후 무쳐 먹는 나물무침, 된장에 박거나 간장과 식초 등을 만든 절임장에 담가 장아찌를 한다. 미국과 유럽에서는 고급샐러드(데쳐서 이용)로 이용하고, 일본에서도 고급 요리재료로 취급하는 세계화된 나물이다.

4. 효능 : 효능은 면역력증강, 강장, 위암, 혈액순환, 간질환, 당뇨, 고혈압에 좋다. 그리고 관절염에 쓰며 통증을 가라앉히는 스코폴레틴이 들어 있다.

5. 채취 및 요리법

1) 채취시기

4~5월 어린싹(순)을 나물로 먹는다. 잎이 전개되면 줄기는 억세어 먹지 못한다. 봄에 올라오는 새싹(순)을 데쳐서 초고추장에 찍어 먹거나 무쳐 먹는다. 튀김이나 전을 만들어도 좋다. 묵나물로 먹어도 향이 독특하다.

2) 요리법

끓는 물에 30초~3분 정도 살짝 데치는 것이 효능이나 식감과 향을 제대로 살릴 수 있다. 갓 올라온 새순이나 어린잎을 따서 데친 후 초고추장에 찍어 먹거나 무쳐서 나물무침을 한다. 요리는 숙회, 나물무침, 묵나물과 장아찌 등으로 이용한다.

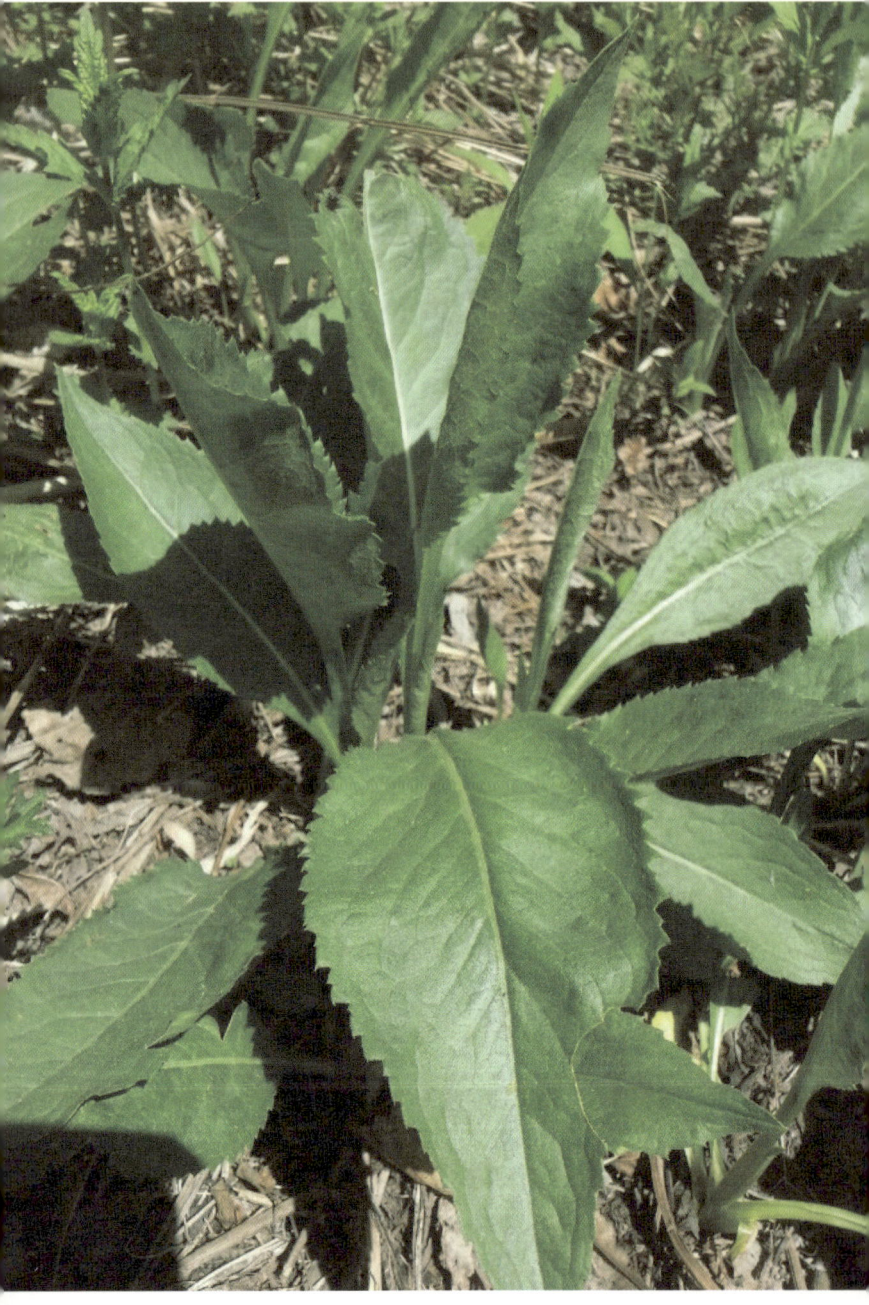

23_ 개미취

1. **식물별명** : 자원, 들개미취, 애기개미취, 반혼초(목숨을 건지는 약초)

2. **생약명** : 한방에서는 자줏빛 꽃동산이 된다는 뜻으로 자원이라고 한다.

3. **식물생태 및 나물특성** : 깊은 산의 습한 곳에서 자라는 다년생식물이다. 뿌리에서 돋은 잎은 꽃이 필 때쯤 없어진다. 1~1.5m 높이로 곧게 자라는 줄기는 윗부분에서 가지가 갈라진다. 줄기에 어긋나는 긴 타원형 잎은 끝이 뾰족하고 밑부분은 잎자루가 날개처럼 되며 가장자리에 날카로운 톱니가 있다. 8~9월에 줄기 윗부분에서 갈라진 가지마다 연한 자주색 꽃이 모여 핀다.

잎이 거칠고 향이 없지만 15~20cm 정도 자랐을 때 채취한다. 쓴맛이 강하므로 데쳐서 물에 충분히 우려낸 다음 햇볕에 말려서 묵나물로 사용한다. 묵나물을 나물로 쓰려면 물에 불려야 하는데 너무 많이 우려내어 쓴맛이 없어지게 되

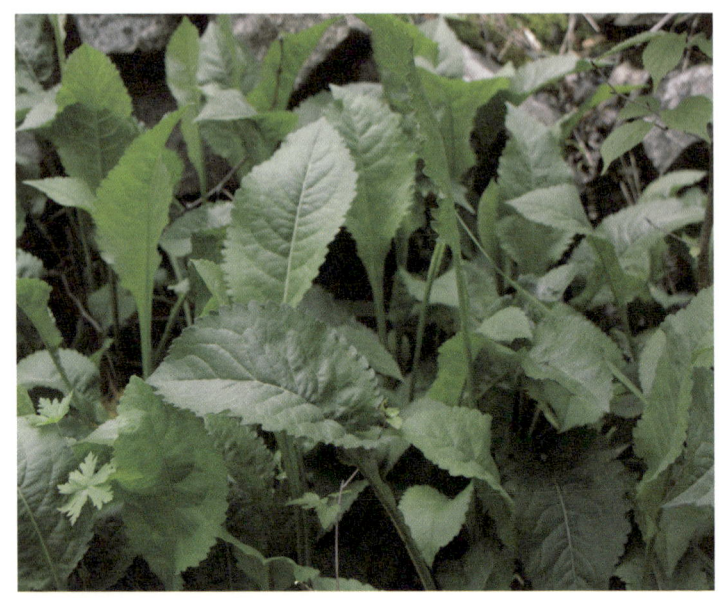

개미취

면 산나물다운 그윽한 향취를 맛볼 수 없게 되므로 적당히 우려낸다. 여성들 중에 변비와 생리통이 함께 있다면 개미취나물을 꾸준히 먹으면 건강에 좋은 효과를 볼 수 있다.

4. **효능** : 잎에는 플라보노이드인 퀘르세틴, 아스테르사포닌, 정유, 시오논 등이 있다. 효능은 천식, 폐렴, 만성기관지염, 호흡기질환, 항암작용에 효과가 있다. 최근에는 항산화효과와 폐암, 간암, 유방암의 암세포억제효과가 밝혀져 더욱 관심을 끌고 있는 식물이다.

5. 채취 및 요리법

1) 채취시기

4~5월 어린잎을 나물로 먹는다. 나물무침은 새순이나 갓 올라온 어린잎을 따서 살짝 데쳐 반나절쯤 물에 담가 쓴맛을 우려낸 뒤 요리한다. 묵나물은 어린잎이나 조금 큰 잎을 데쳐서 말려두었다가 먹을 때 다시 데쳐서 물에 푹 우려낸 다음 요리한다.

2) 요리법

끓는 물에 30초~3분 정도 살짝 데치는 것이 효능이나 식감과 향을 제대로 살릴 수 있다. 어린잎을 따서 데친 후 적당히 우려내고 무쳐 먹는 나물무침과 데쳐서 말려두었다가 묵나물로 이용한다. 요리는 나물무침과 묵나물로 이용한다.

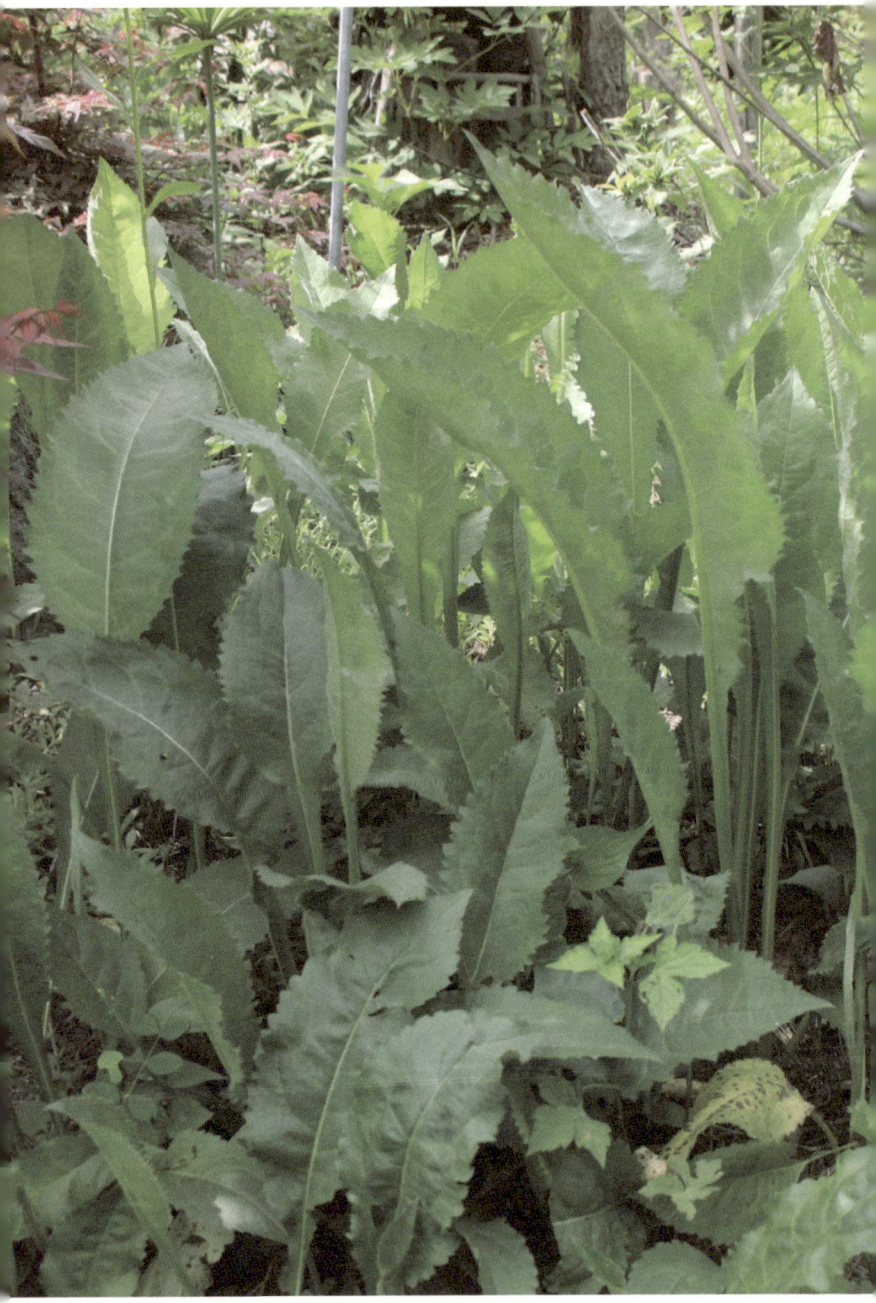

24_ 미역취

1. **식물별명** : 돼지나물

2. **생약명** : 한방에서는 한 줄기에 노란꽃이 핀다 하여 일지황화라고 한다.

3. **식물생태 및 나물특성** : 산과 들의 풀밭에서 흔히 자라는 다년생식물이다. 30~80cm 높이로 곧게 서는 줄기는 가지가 갈라진다. 줄기 밑부분은 흔히 흑자색을 띤다. 줄기에 어긋나는 긴 타원형 잎은 끝이 뾰족하고 가장자리에 톱니가 있으며 잎자루 윗부분에 날개가 있다. 8~10월에 줄기나 가지 끝에 노란색 꽃송이가 촘촘히 달려 전체적으로 커다란 꽃이삭을 만든다.

미역취와 비슷한 식물로 울릉도에 자생하는 울릉미역취가 있다. 개체가 크고 생명력이 강하여 현재 울릉도 특산 산나물로 재배되어 내륙지방에 공급하고 있다. 어린순을 나물로 먹는데 주로 묵나물을 만들어 두었다가 나물을 해 먹으며 큰 잎과 꽃도 식용 가능하다. 먹는 방법은 새순을 데쳐

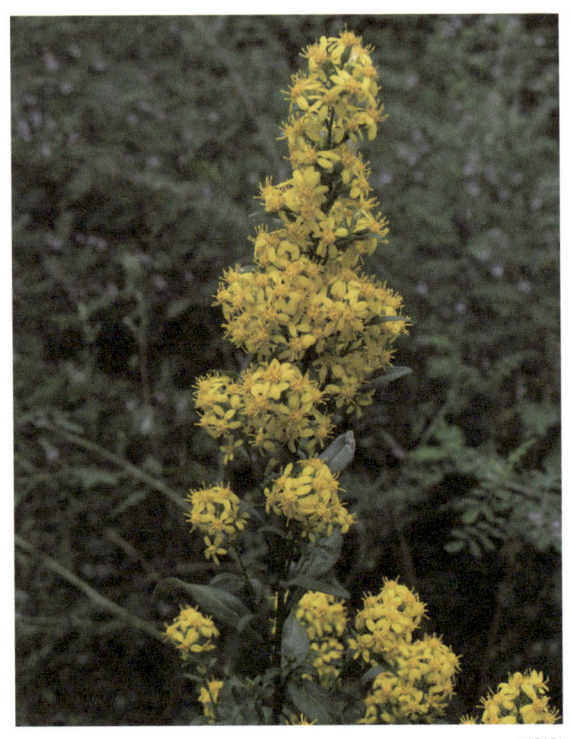
미역취

서 반나절 정도 쌉쌀한 맛을 우려내서 나물무침을 하고, 조금 큰 잎을 데쳐서 말려두었다가 묵나물로 한다.

4. **효능** : 성분은 단백질, 지질, 당질, 섬유소 및 칼슘, 인, 철 등의 무기질과 비타민A, 비타만B1, 비타민B2, 니아신, 비타민C 등이 있다.

효능은 신장병, 방광염, 편도선염, 황달, 인후염, 두통, 향균, 종양억제에 효과가 있다.

5. 채취 및 요리법

1) 채취시기

3~5월에 어린순, 어린잎을 나물로 먹는다. 보들보들하면서도 쌉쌀하고 미역처럼 비린 맛도 있다. 입맛이 없을 때 먹으면 좋다. 잘근잘근 씹히는 맛과 함께 멸치 곰삭(오래되어 푹 삭은 상태)은 듯한 묘한 향이 입맛을 돋운다. 독특한 향이 거슬릴 경우에는 데쳐서 물에 반나절 담갔다가 사용한다.

2) 요리법

끓는 물에 30초~3분 정도 살짝 데치는 것이 효능이나 식감과 향을 제대로 살릴 수 있다. 갓 올라온 새순이나 어린잎을 따서 데친 후 무쳐 먹는 나물무침과 데쳐서 말려두었다가 묵나물로 이용한다. 요리는 나물무침과 묵나물로 이용한다.

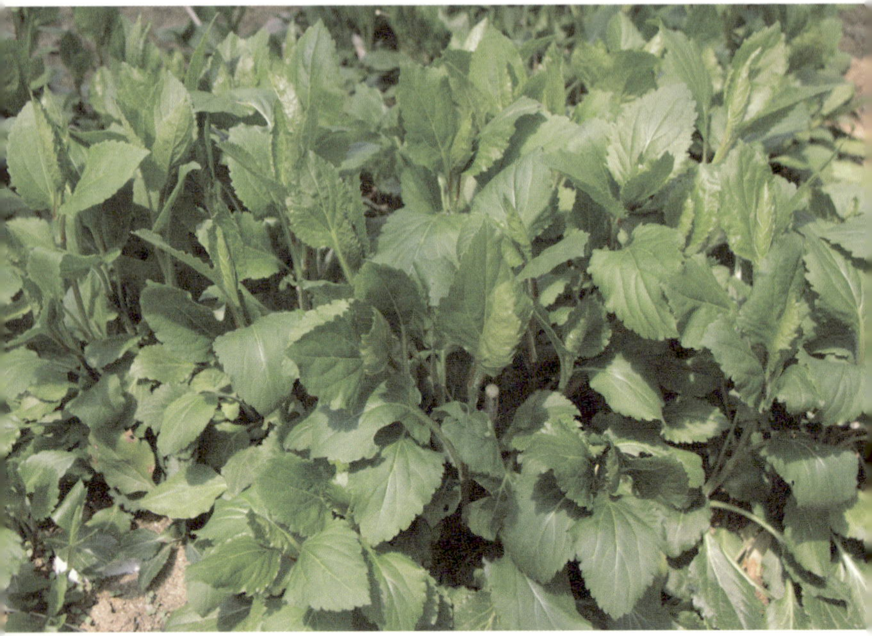

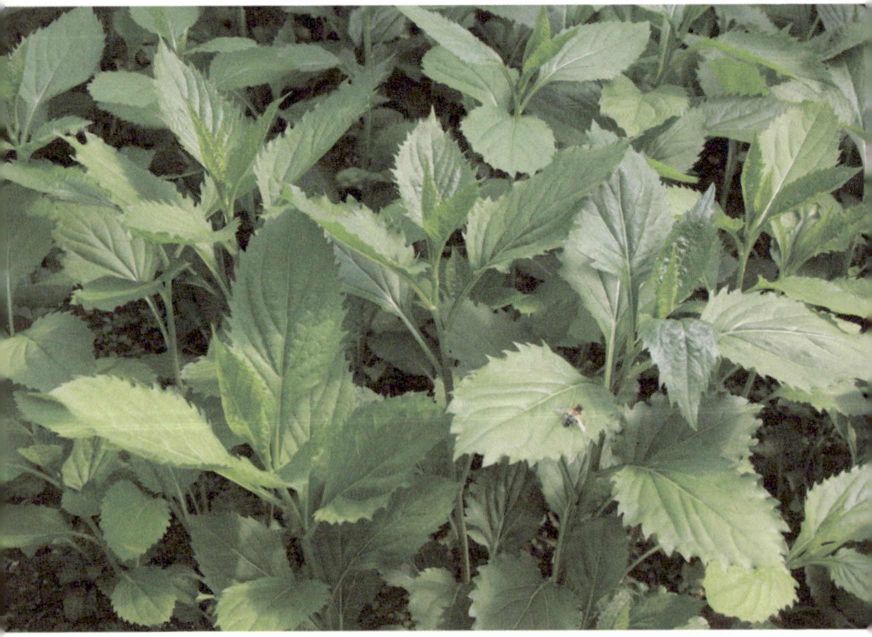

25_ 섬쑥부쟁이 (부지깽이나물)

1. **식물별명** : 섬쑥부장이, 구메리나물, 털부지깽이나물, 북녘쑥부쟁이

2. **생약명** : 한방에서는 산에 나는 흰국화라 하여 산백국이라고 한다.

3. **식물생태 및 나물특성** : 섬쑥부쟁이(부지깽이나물)는 울릉도에 자생하는 다년생식물이다. 부지깽이나물은 섬쑥부쟁이를 부르는 울릉도 방언으로 배고픔을 느끼지 않게 해주는 부지기아초에서 부지깽이나물이라는 이름이 유래되었다. 높이가 50~150cn 정도이고 산과 들의 볕이 잘 드는 풀밭에서 자라는데 8~9월에 걸쳐 하얀색의 꽃이 핀다.

부지깽이나물은 쌉쌀름한 맛이 있는가 하면 뒷맛은 아주 고소하고 부드럽게 다가온다. 어릴 때 잎과 줄기를 채취하여 나물로 먹는데, 소금물에 살짝 데쳐서 된장이나 고추장에 조물조물 무치면 된다. 향이 좋고 씹히는 맛이 보드라우면서도 쌉쌀한 맛이 있어 겨울철 입맛을 돋궈 준다. 데친 것

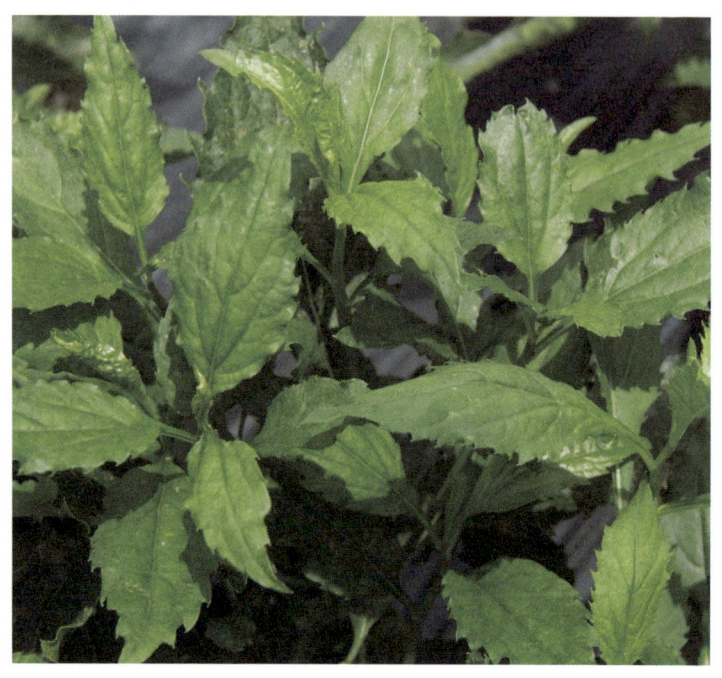
넘쑥부젱이(부시쟁이나물)

을 말려두었다가 묵나물로 먹기도 하는데, 이때 물에 오랫동안 담가 쓴맛을 우려내는 것이 좋다. 육지에서도 재배가 되어 생산량이 많은 산나물이다.

4. 효능 : 비타민A, C가 풍부하고 단백질, 인, 칼슘 등이 들어 있다. 소염제로 쓰며 면역력을 높이는 사포닌이 들어 있다. 호흡기기능의 보강과 심장병 치유(심장기능부전에 의하여

생기는 급성심장병에 효험이 있음)에 효과가 있다. 천식, 기관지염, 거담, 감기 등에 사용한다.

효능은 가래를 삭이고 소염작용, 기관지 염증에 좋으며 강심작용과 이뇨작용에 있어서 심장병과 부종, 항산화, 간보호, 체중감소, 나트륨 배출 효과 등이 있다. 또한 가래를 삭이고 소염작용을 통해 기침을 멈추고, 인후염이나 편도선염, 기관지염증을 가라앉히는 효과가 있다. 최근 연구에 의하면 항암(유방암, 폐암, 위암, 간암)효능이 좋다고 한다.

5. 채취 및 요리법

1) 채취시기
4~5월에 어린잎을 나물로 먹는다. 쓴맛이 나는 봄나물로 입맛을 돋우고 몸에도 활력을 더할 수 있는 울릉도 대표적인 산나물이다.

2) 요리법
끓는 물에 30초~3분 정도 살짝 데치는 것이 효능이나 식감과 향을 제대로 살릴 수 있다. 쓴맛이 적고 향긋 담백하다. 어린잎을 생쌈으로 또는 살짝 데쳐서 숙쌈으로 먹는다. 요리는 숙쌈, 나물무침, 묵나물과 장아찌로 이용한다.

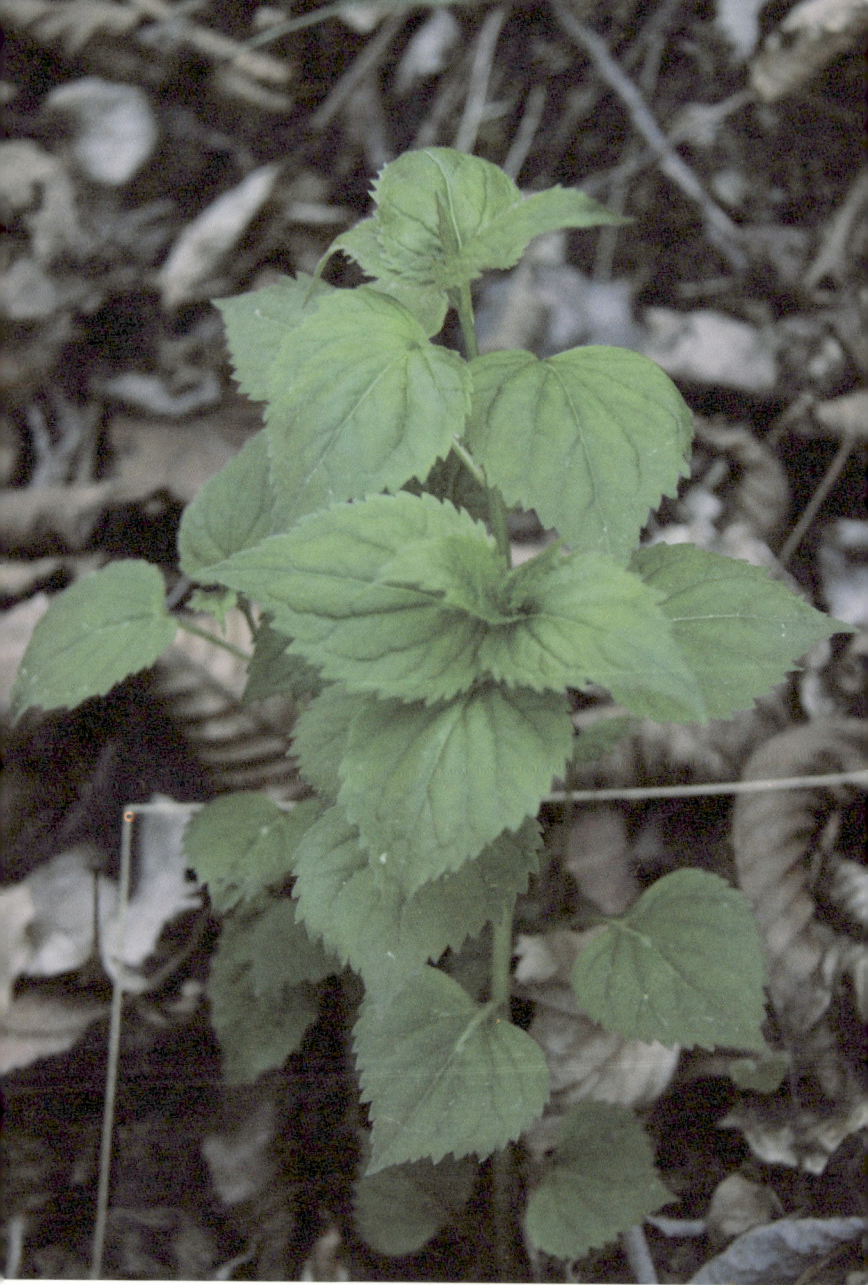

26_ 모시대

1. **식물별명** : 모시때, 모싯대, 그늘모시대, 모시잔대
2. **생약명** : 한방에서는 냉이처럼 먹는 잔대라 하여 제니라고 한다.
3. **식물생태 및 나물특성** : 산의 숲가나 숲속에서 자라는 다년생식물이다. 줄기는 40~100cm 높이로 자란다. 줄기에 어긋나는 달걀형의 잎은 끝이 뾰족하고 밑은 심장저이며 가장자리에 뾰족한 톱니가 있다. 잎에 거의 털이 없으며 줄기 밑부분의 잎은 잎자루가 길고 위로 갈수록 짧아진다. 7~9월에 줄기 윗부분의 종 모양의 자주색 꽃이 밑을 보고 핀다. 새순과 어린잎을 나물로 먹는다.

그늘에 난다고 하여 그늘모시대로도 부른다. 이른 봄에 새순을 따서 나물로 많이 먹는데, 아삭아삭 씹히고 달달하며 향긋하여 누구나 즐겨 먹는다. 달짝지근한 맛이 나서 갖은 양념에 무쳐내면 달콤한 맛이 더 난다. 모시대 줄기에서는 흰 유액이 나온다. 줄기는 순하고 담백하며 독성이 없다. 어

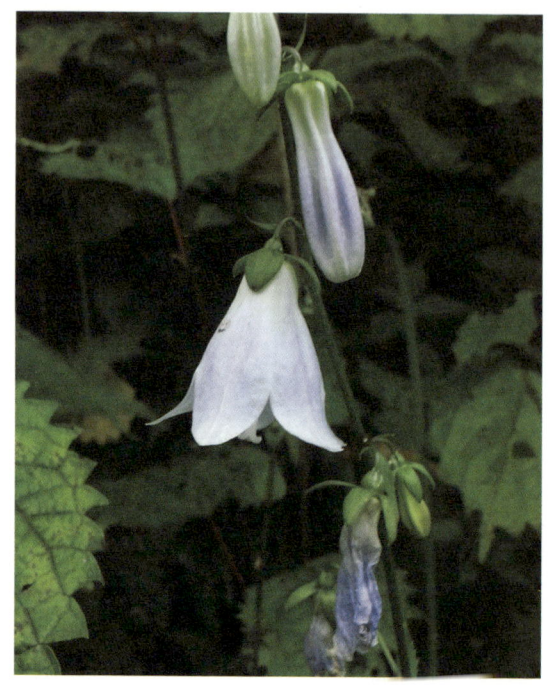

모시대

린잎을 줄기째 데쳐서 말려두었다가 묵나물로 먹는다. 잎과 줄기를 겉절이와 장아찌로 요리한다.

4. **효능** : 모시대의 연한 줄기와 뿌리는 해독, 거담, 강장에 효과가 있다. 효능은 당뇨에 쓰며, 혈당을 내리는 베타시토스테롤이 들어 있다. 또한 강장, 간염, 위장병, 만성식체, 식욕부진, 간암 등에 좋다.

5. 채취 및 요리법

1) 채취시기
3~6월에 새순과 어린잎을 나물로 먹는다. 어린잎이나 새순을 살짝 데친 뒤 무쳐 먹는 나물무침, 어린잎을 데쳐서 말려두었다가 먹는 묵나물, 생으로 적당히 썰어서 양념에 무쳐 먹는 겉절이, 된장에 넣었다가 봄에 꺼내먹는 장아찌 등으로 이용한다.

2) 요리법
끓는 물에 30초~3분 정도 살짝 데치는 것이 효능이나 식감과 향을 제대로 살릴 수 있다. 갓 올라온 새순이나 어린잎을 따서 데친 후 무쳐 먹는 나물무침과 데쳐서 말려두었다가 묵나물로 이용한다. 요리는 나물무침과 묵나물로 이용한다.

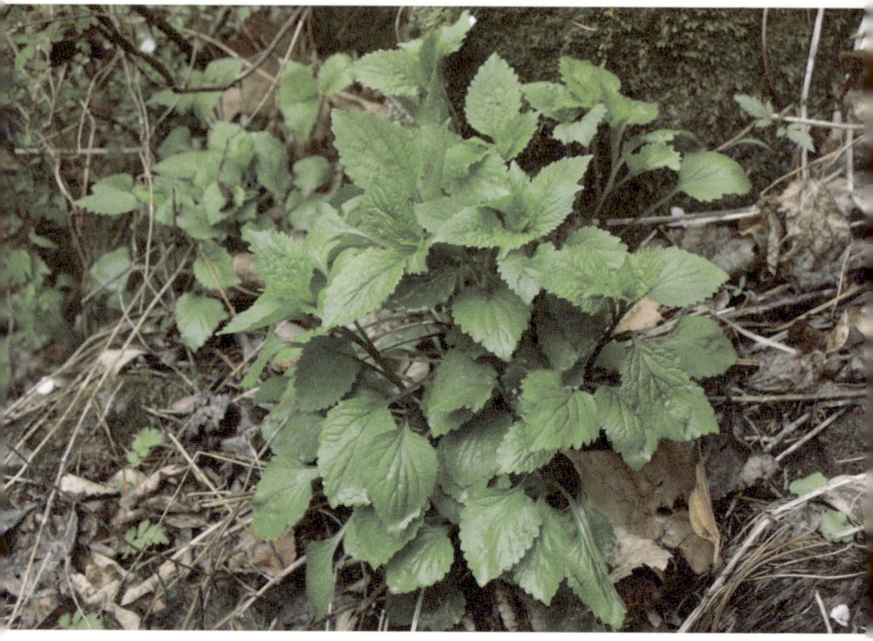

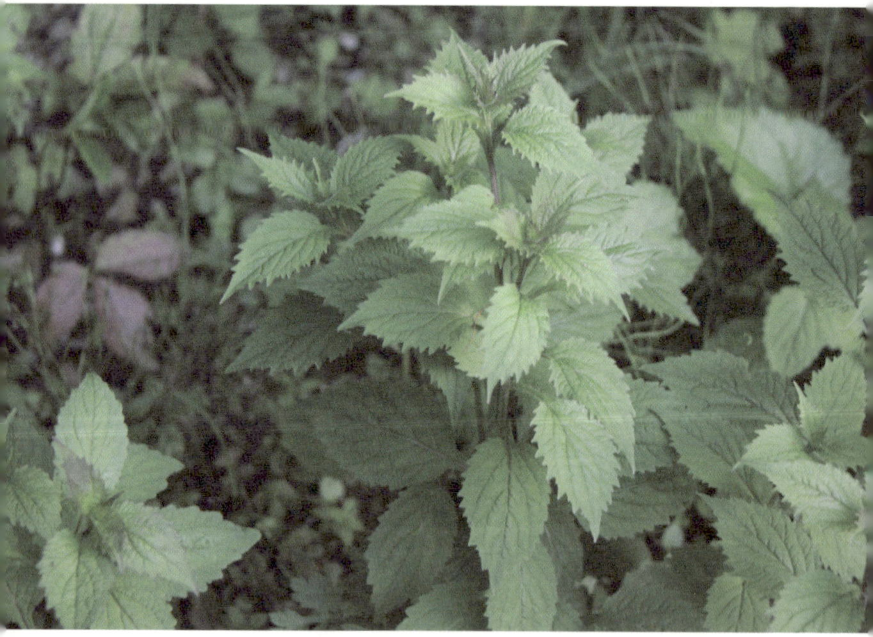

27_ 영아자

1. **식물별명** : 염아자, 여마자, 염마자
2. **생약명** : 한방에서는 생약으로 사용하지 않는다.
3. **식물생태 및 나물특성** : 산골짝 낮은 지대에서 흔히 자라는 다년생식물이다. 높이 50~100cm이고 세로로 능선이 있으며 전체에 털이 약간 있다. 잎은 호생하고 장란형이며 양끝이 좁고 길이 5~12cm, 너비 2,5~4cm로서 밑부분의 것은 짧은 잎자루가 있으나 위로 올라가면서 없어지며 표면에 털이 약간 있고 가장자리에 톱니가 있다. 7~9월에 자주색 꽃이 핀다.

줄기를 자르면 하얀 진액이 나오는 향기가 좋은 산나물이다. 향긋한 냄새가 나서 미나리싹이라고도 한다. 영아자는 중남부지역에서는 모시대, 방풍과 함께 3대 나물로 취급받는 귀한 나물이다. 비타민 함량이 높은 산나물로 주로 쌈으로 또는 생으로 겉절이를 하거나 고추장에 무쳐 먹는다.

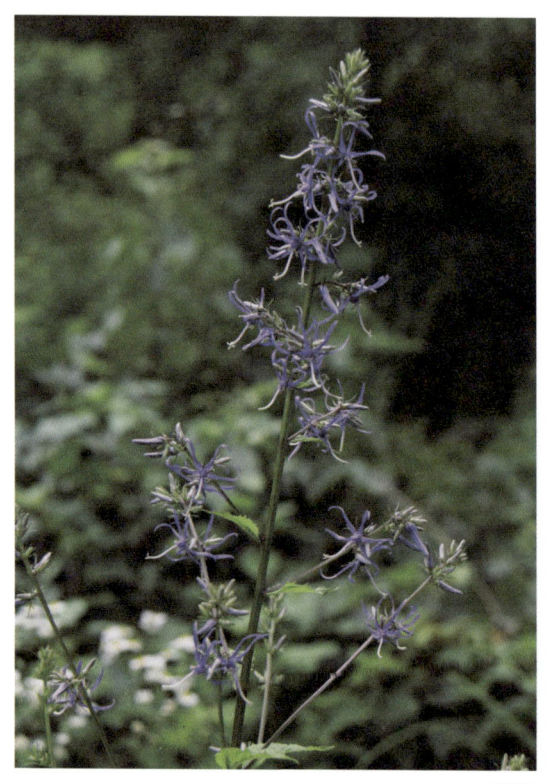

영아자

4. **효능** : 비타민A, 비타민B1, 비타민B2, 비타민C, 유리당, 핵산, 칼슘, 마그네슘, 아미노산이 풍부하다. 한방에서는 보익(인체의 기혈음양이 부족한 것을 보양하여 각종 허증을 치료하는 효능), 한열(병을 앓을 때 한기와 열이 번갈아 일어

나는 증상), 천식(기관지에 격련이 일어나서 숨이 가쁘고 기침이 나며 가래가 심한 질환)에 약용한다. 최근 연구에 의하면 당뇨, 심장병, 항암, 비만에 좋다고 한다.

5. 채취 및 요리법

1) 채취시기
4~5월에 어린잎을 나물로 한다. 쌈으로 주로 싸 먹는다. 향기롭고 상큼한 맛이 있다.

2) 요리법
쌈을 주로 싸 먹는데, 데치지 말고 생으로 겉절이를 하거나 고추장에 무쳐 먹어도 맛이 일품이다. 끓는 물에 30초~3분 정도 살짝 데치는 것이 효능이나 식감과 향을 제대로 살릴 수 있다. 갓 올라온 새순이나 어린잎을 따서 데친 후 무쳐 먹는 나물무침과 데쳐서 말려두었다가 묵나물로 이용한다. 요리는 샐러드, 겉절이, 나물무침, 묵나물 등으로 이용한다.

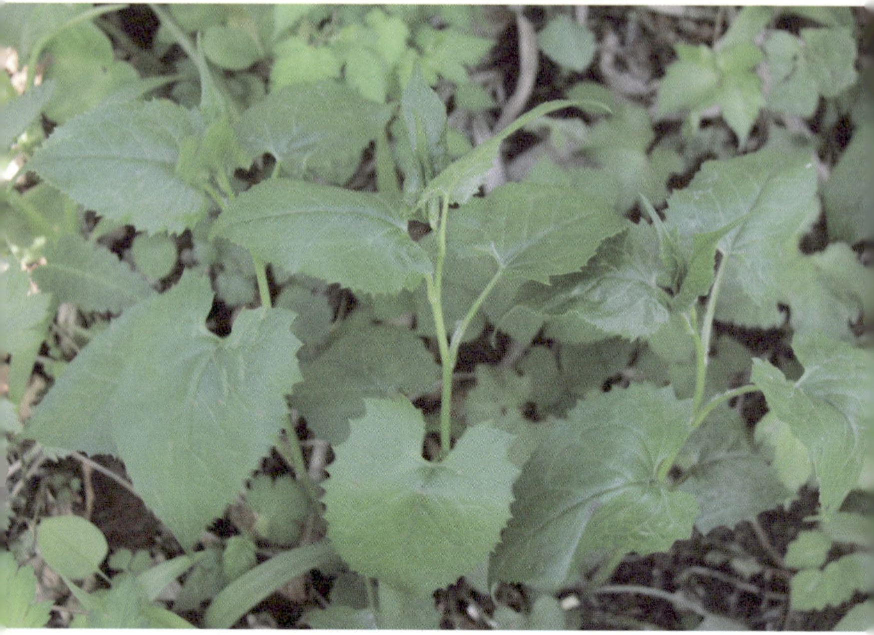

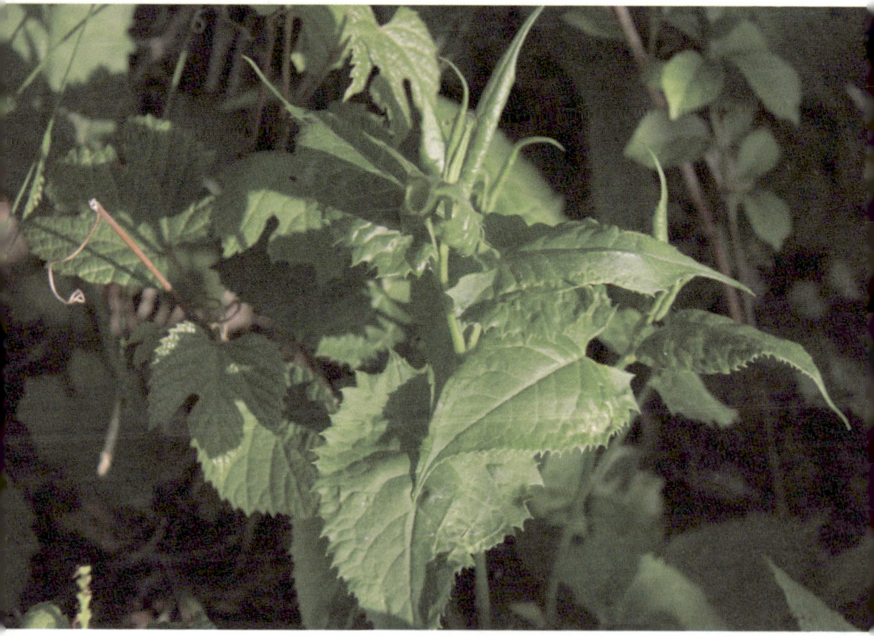

28_ 서덜취

1. **식물별명** : 도시락취, 전옥취, 청옥취, 도솔취, 큰서덜취, 근잎분취

2. **생약명** : 한방에서는 곰취와 함께 호로칠이라고 한다.

3. **식물생태 및 나물특성** : 해발 1,000m 이상 높은 지대의 반음지성식물로 다년생식물이다. 북부지방 고산지대의 깊은 산에 활엽수들이 드문드문 자라는 곳이나 또는 경사진 산기슭이나 산 가장자리 그늘진 곳에 자생한다. 높이는 30~50cm이고 줄기는 곧게 자라며 속이 비어 있다. 잎은 어긋나게 붙으며 긴 잎자루가 있다. 7월~10월 사이에 자주색 또는 연분홍색 꽃이 핀다.

서덜취는 독특한 향과 맛이 있으며 부드러운 식감이 느껴진다. 선조들이 임금님께 진상했던 귀한 산나물이다. 서덜취는 산나물 중에서 몇 안 되는 생으로 먹을 수 있는 귀한 산나물 중에 하나이다.

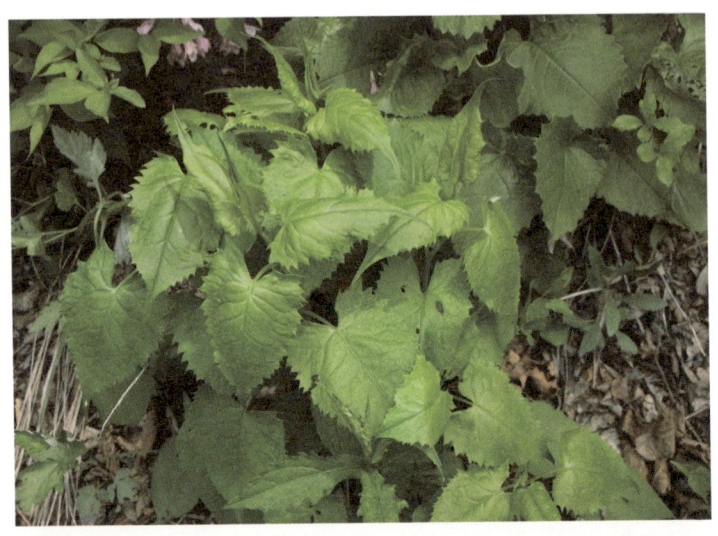

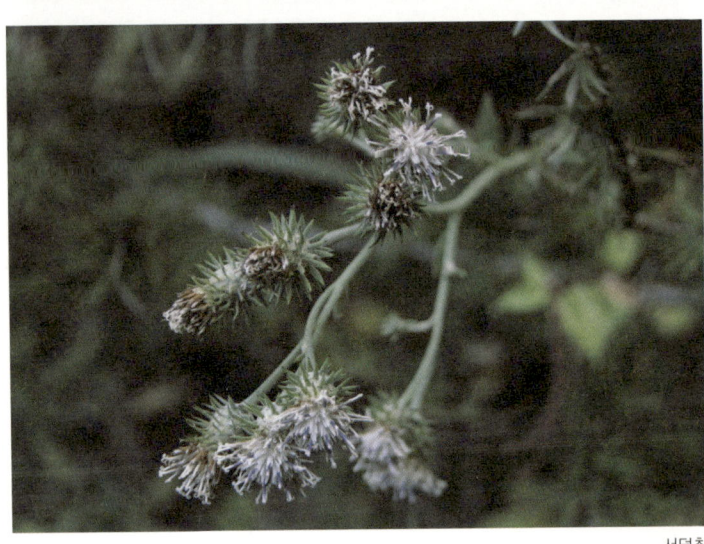

서덜취

4. **효능** : 주요 성분은 칼슘, 인, 철분, 비타민, 폴리페놀, 플라보노이드 등이 풍부하다. 서덜취나물은 다양한 비타민과 미네랄을 함유하고 있어 면역력을 강화하고 염증을 완화하며 피부 건강 개선에도 좋은 효능이 있다. 특히 폴리페놀과 플라보노이드 같은 항산화물질을 다량 함유하고 있어 체내 활성산소를 줄이고 세포보호에도 큰 도움을 준다.

주요 효능은 당뇨와 고혈압 예방, 면역력강화, 소화기능개선, 피로회복 등의 효과가 있다.

5. 채취 및 요리법

1) 채취시기

4~6월에 보드라운 어린잎을 따서 된장으로 쌈을 싸서 먹는다. 잎이 커서 쌈을 싸기 좋으며 부드럽고 순한 향과 씹는 맛이 있어 그냥 생으로 먹는 것이 가장 좋다.

2) 요리법

생쌈, 숙쌈, 나물무침, 장아찌 등으로 이용한다. 끓는 물에 2~3분 정도 데치는 것이 효능이나 식감과 향을 제대로 살릴 수 있다. 갓 올라온 새순이나 어린잎을 따서 데친 후 무쳐 먹는 나물무침과 데쳐서 말려두었다가 먹는 묵나물로 이용한다.

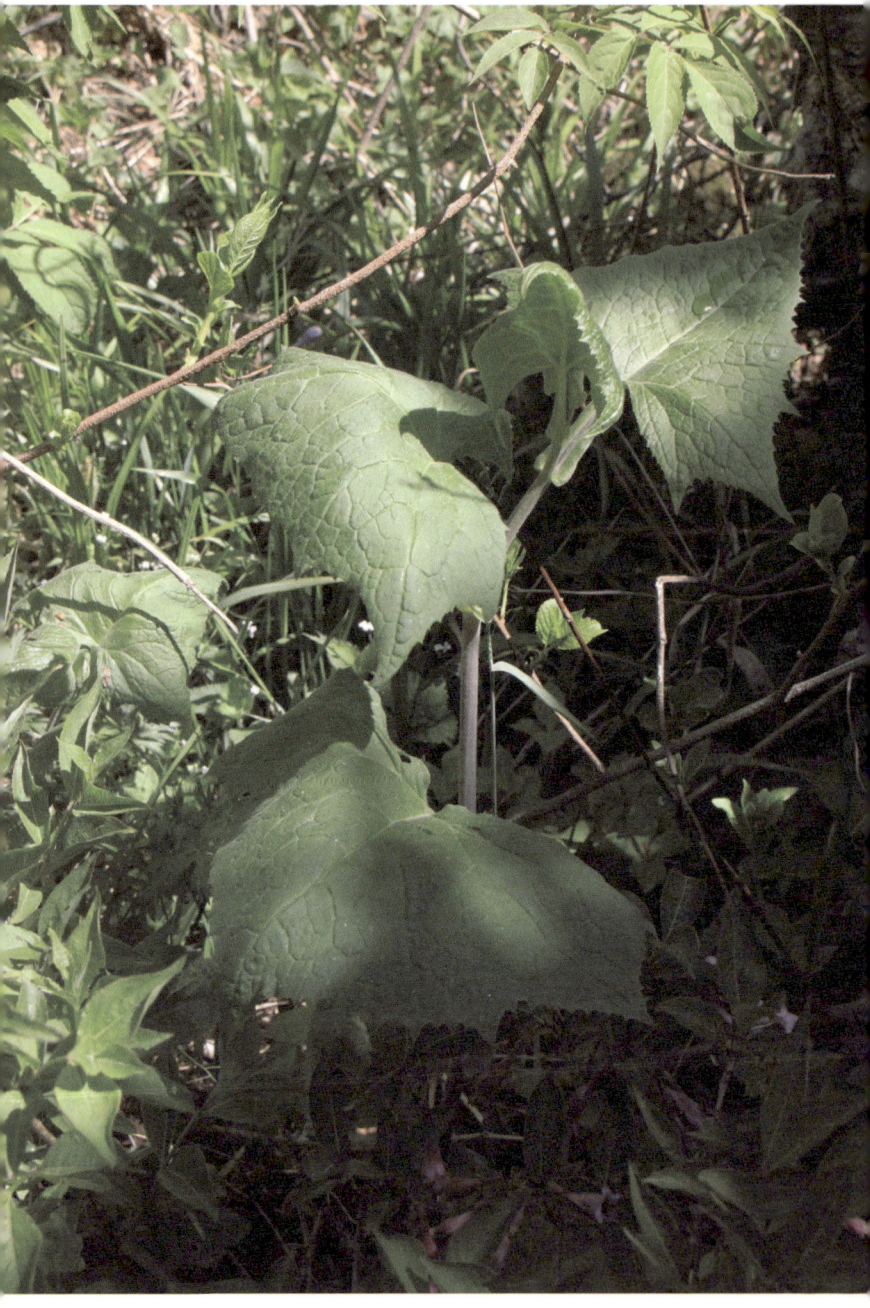

29_ 박쥐나물

1. **식물별명** : 산첨자, 삼각채, 모화첨, 해갑초, 나래박쥐나물

2. **생약명** : 한방에서는 잎이 각지고 향이 난다 하여 각향이라고 부른다.

3. **식물생태 및 나물특성** : 해발 1,000m 이상의 고산지대에 자라는 다년생식물이다. 높이는 60~120cm이다. 꽃은 한여름에서 늦여름 사이 8~9월에 핀다. 어른 손바닥 크기의 잎이 박쥐의 날개를 닮았다 하여 박쥐나물로 불린다. 깊은 산 속의 습기가 많은 나무그늘에서 자란다.

   박쥐나물은 특출한 약성과 효능으로 인해 예로부터 민간약재로 널리 사용되어 왔으며, 최근에는 건강을 위한 자연의 선물로 크게 주목받고 있다.

4. **효능** : 박쥐나물은 비타민, 베타카로틴, 플라보노이드, 카르티노이드, 칼슘, 철분 등 다양한 물질과 성분을 가지고 있다.

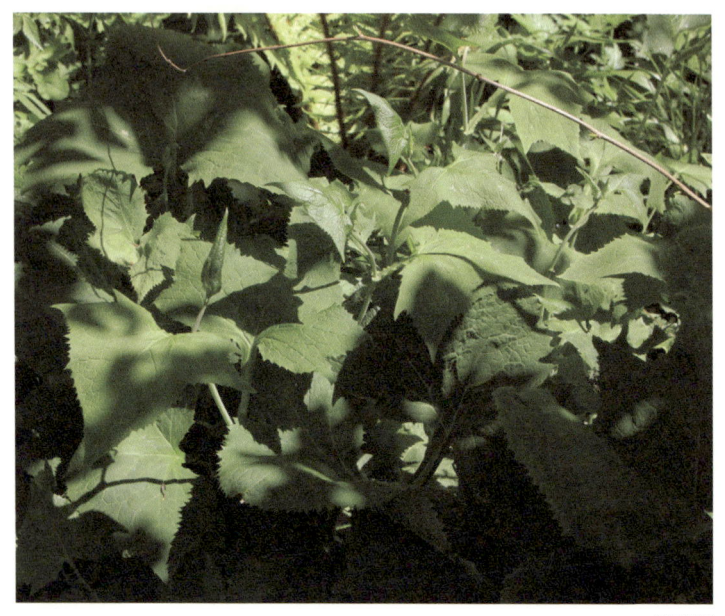

박쥐나물

박쥐나물은 항염 및 항산화효과, 면역력증진, 혈액순환개선, 소화기능개선, 항암효과가 있다. 또한 기침, 감기, 기관지염 같은 호흡기질환을 완화시켜 준다. 특히 항산화작용, 항염(항염증)효과, 해독작용을 하여 신체기능을 유지하고 면역기능을 개선한다.

박쥐나물은 통증에 좋은 산나물이다. 특히 염증을 일으키는 물질이 생성되는 것을 막아준다. 또한 면역력강화와 소화기능개선에도 좋은 산나물이다.

5. 채취 및 요리법

1) 채취시기

4~6월에 보드라운 어린잎을 나물로 먹는다. 이른 봄에 만나야 제격이다. 독성이 있어 생으로 먹을 수 없으며 끓는 물에 데친 뒤 우려내야 한다. 봄철에 어린순을 따서 나물로 먹을 수도 있는데, 살짝 데친 뒤 물에 담가서 한나절 정도 우려냈다가 무쳐 먹거나, 데친 것을 햇볕에 말렸다가 묵나물로 먹는다.

2) 요리법

끓는 물에 3분 정도 데치는 것이 효능이나 식감과 향을 제대로 살릴 수 있다. 갓 올라온 새순이나 어린잎을 따서 데친 후 무쳐 먹는 나물무침과 데쳐서 말려두었다가 먹는 묵나물로 이용한다. 또한 짱아찌로도 이용한다.

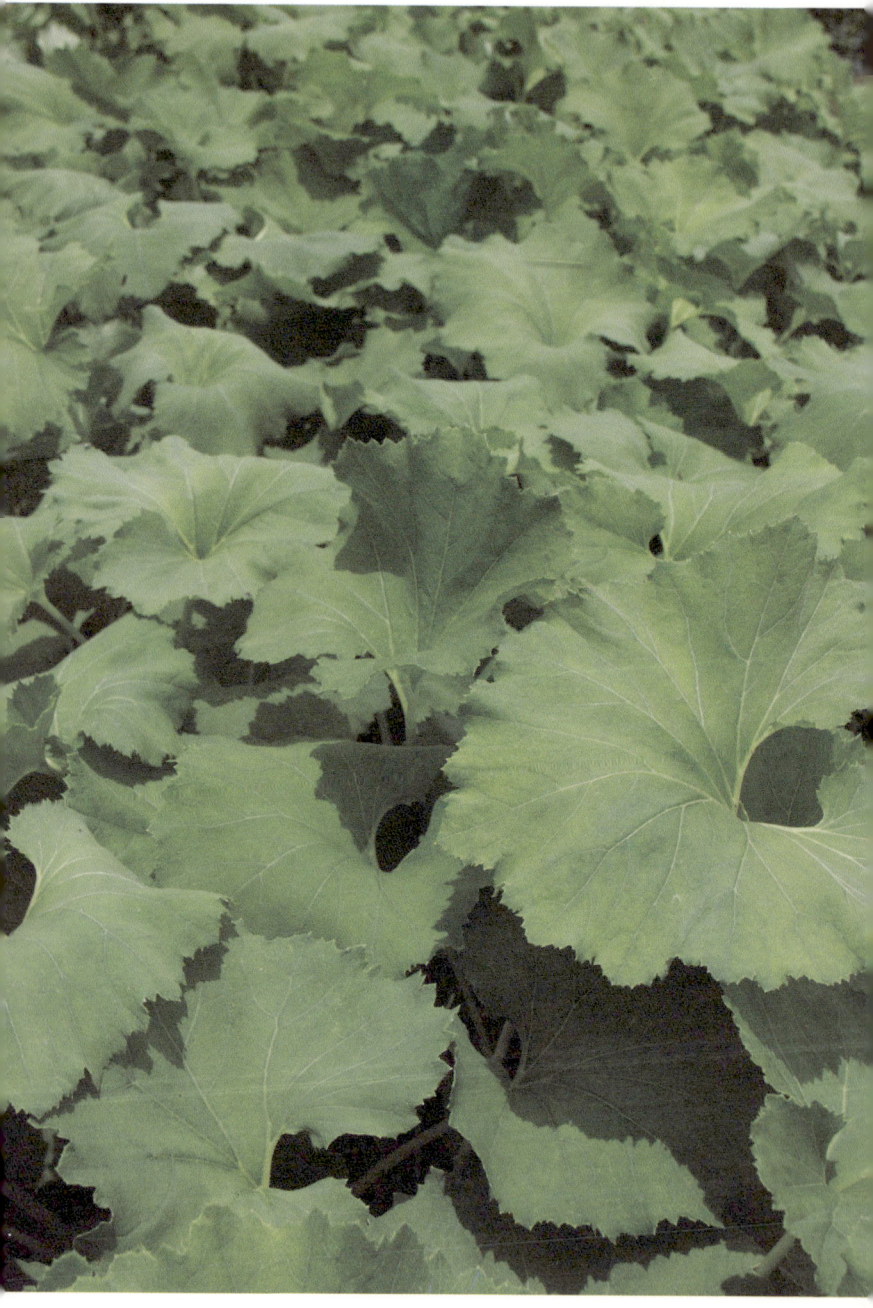

30_ 산머위(머위)

1. **식물별명** : 머구, 머우, 머웃대

2. **생약명** : 한방에서는 벌이 한말이나 붙은 것 같은 꽃이 피는 나물이라 하여 봉두채 또는 봉두근이라고 한다.

3. **식물생태 및 나물특성** : 산머위나물은 잎, 줄기에 좋은 성분을 가지고 있는 나물이다. 쌉쌀하면서 향긋한 맛이 있다. 특히 활성산소를 제거하는 효능이 뛰어나다. 각종 영양분이 풍부한 알칼리식품이고 이른 봄철 부족하기 쉬운 미네랄과 비타민을 보충하기 좋은 나물이다.

예로부터 머위를 우리 조상들은 봄철에 어린잎을 채취해 잎은 쌈으로 먹고 줄기는 나물로 무쳐서 먹거나 국을 끓여 먹었다. 산머위나물은 남녀노소 연령대에 상관없이 먹을 수 있으며 그중에서도 나이가 들으신 어르신들에게 좋은 효능을 가지고 있는 나물이다.

산머위는 성질이 따뜻하고 맛은 달고 매우며 독은 없다. 봄

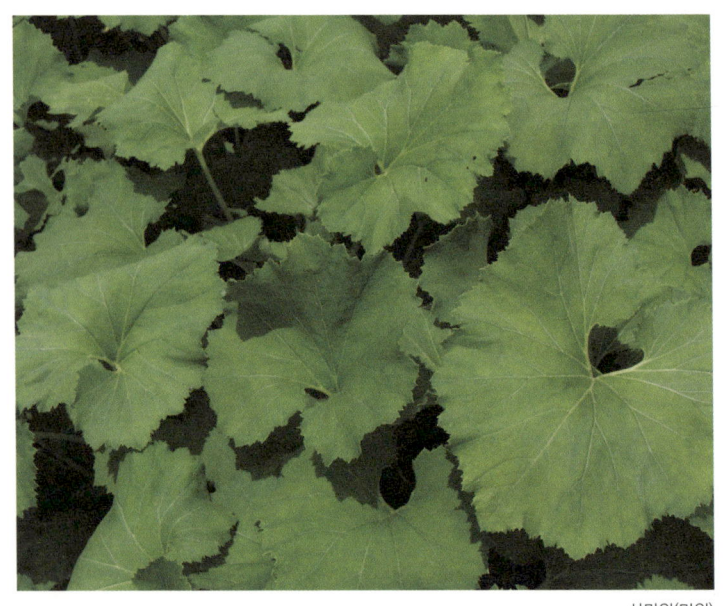

산머위(머위)

에 산머위 잎(나물)을 먹으면 일 년 내내 해독이 되어서 큰 병에 걸리지 않는다고 하였다.

4. 효능 : 주요 성분은 칼슘, 철, 아연, 비타민, 폴리페놀, 카르티노이드, 플라보노이드, 베타카로틴, 콜린, 사포닌 등이 있다.

산머위는 항암 및 항염증 효능이 크다. 특히 산머위나물은 천연항암제라고 할 만큼 함암효과가 뛰어난 약초이다. 또한 암으로 인한 통증을 완화시키는 효과가 있다. 특히 폴리페놀, 카르티노이드, 플라보노이드, 콜린, 사포닌이 풍부해서 항암작용, 항염작용(기관지염), 노화방지, 항산화작용이 뛰어나다.

5. 채취 및 요리법

1) 채취시기

3~6월에 어린잎과 줄기를 나물로 먹는다. 머위잎과 줄기는 독성이 있으므로 소금을 넣고 데친 후 반나절 또는 하루 정도 충분히 쓴맛을 우려낸 후 요리를 하여야 한다. 생으로는 절대 먹으면 안 된다. 생으로 먹으면 간독성을 유발한다. 특히 임산부와 신장이 안 좋은 사람은 많이 먹지 않는 게 좋다.

2) 요리법

끓는 물에 2~3분 정도 살짝 데치는 것이 효능이나 식감과 향을 제대로 살릴 수 있다. 갓 올라온 새순이나 어린잎을 따서 데친 후 무쳐 먹는 나물무침과 데쳐서 말려두었다가 묵나물로 이용한다. 요리는 숙쌈, 나물무침, 묵나물, 장아찌로 이용한다.

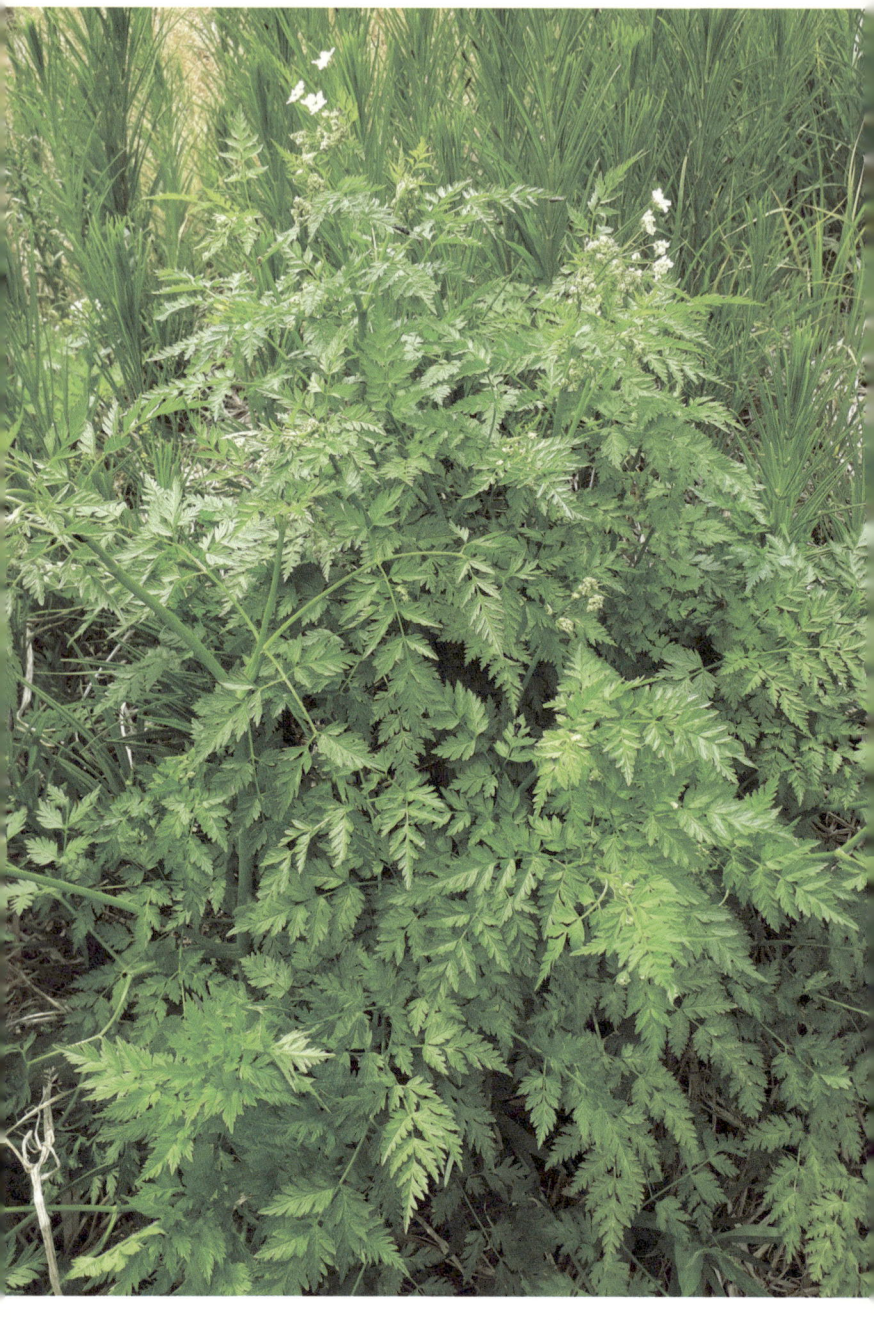

31_ 전호나물

1. **식물별명** : 분주나물, 분조나물, 거랑나물, 동지, 사양채, 반들전호, 큰전호, 생치나물

2. **생약명** : 한방에서는 아삼이라고 한다.

3. **식물생태 및 나물특성** : 전호는 오랫동안 사용해 오던 불로초이다. 전호는 힘을 솟게 하는 보약나물이다. 오장이 편해지며 눈이 맑아지고 몸이 가벼워진다. 전호나물은 우리 몸에 도움이 되는 영양이 풍부하다. 특히 기침을 멎게 하여 진해거담제로 쓰이는 약초이다.

   어린순을 나물로 먹는다. 맛은 달고 매우며 약간 따뜻한 성질이다. 독성과 부작용이 없는 안전한 나물이다. 나물만 먹어도 기력보강에 좋다. 맛과 향이 너무 뛰어나 나물로서 가치가 크다. 폐와 기관지가 약한 사람에게는 보약 같은 나물이다. 봄, 가을에 걸쳐 두 번 채취가 가능하다.

4. **효능** : 주요 성분은 칼륨, 칼슘, 비타민, 플라보노이드, 쿠마

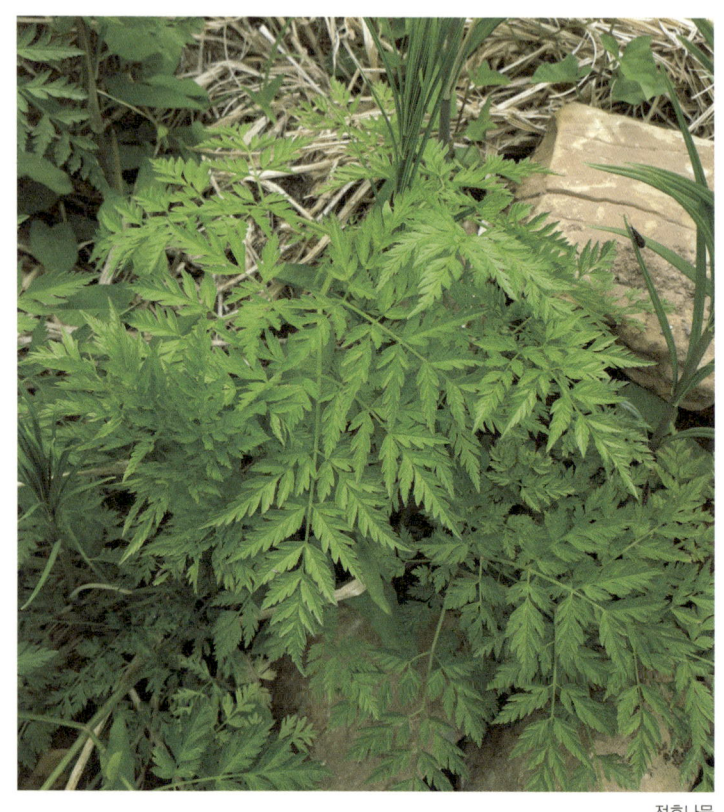

전호나물

린이 있다. 전호는 폐에 작용하여 가래를 삭이고 기침을 멈추게 하는 천연항생제이다. 특히 감기 초기에 발열증상을 띠면서 해소, 천식을 일으킬 때 탁월한 효능이 있으며 기침가래약, 해열제, 진통제로 쓰이고 있다.

전호나물은 가래, 기침, 해열제, 진통 등에 효능이 있고 또한 칼슘과 칼륨, 비타민C가 다량 함유하고 있어 피를 맑게 해주는 효능도 있다. 전호나물은 항암효과와 기침, 천식에 좋다. 특히 기관지가 약해서 기침, 천식이 있는 사람에게 좋은 산나물이다.

5. 채취 및 요리법

1) 채취시기

3~5월, 10~11월에 일 년에 두 번 어린잎과 새순을 나물로 먹는다. 연한 잎은 데치는 과정에서 흐물흐물해져 먹기가 곤란하므로 잎이 억세기 전 적당한 크기의 잎을 채취하여야 한다.

2) 요리법

끓는 물에 30초~3분 정도 살짝 데치는 것이 효능이나 식감과 향을 제대로 살릴 수 있다. 새로 올라온 새순이나 어린잎을 따서 데친 후 무쳐 먹는 나물무침과 데쳐서 말려두었다가 묵나물로 이용한다. 요리는 생쌈, 샐러드, 나물무침, 묵나물, 장아찌 등으로 이용한다.

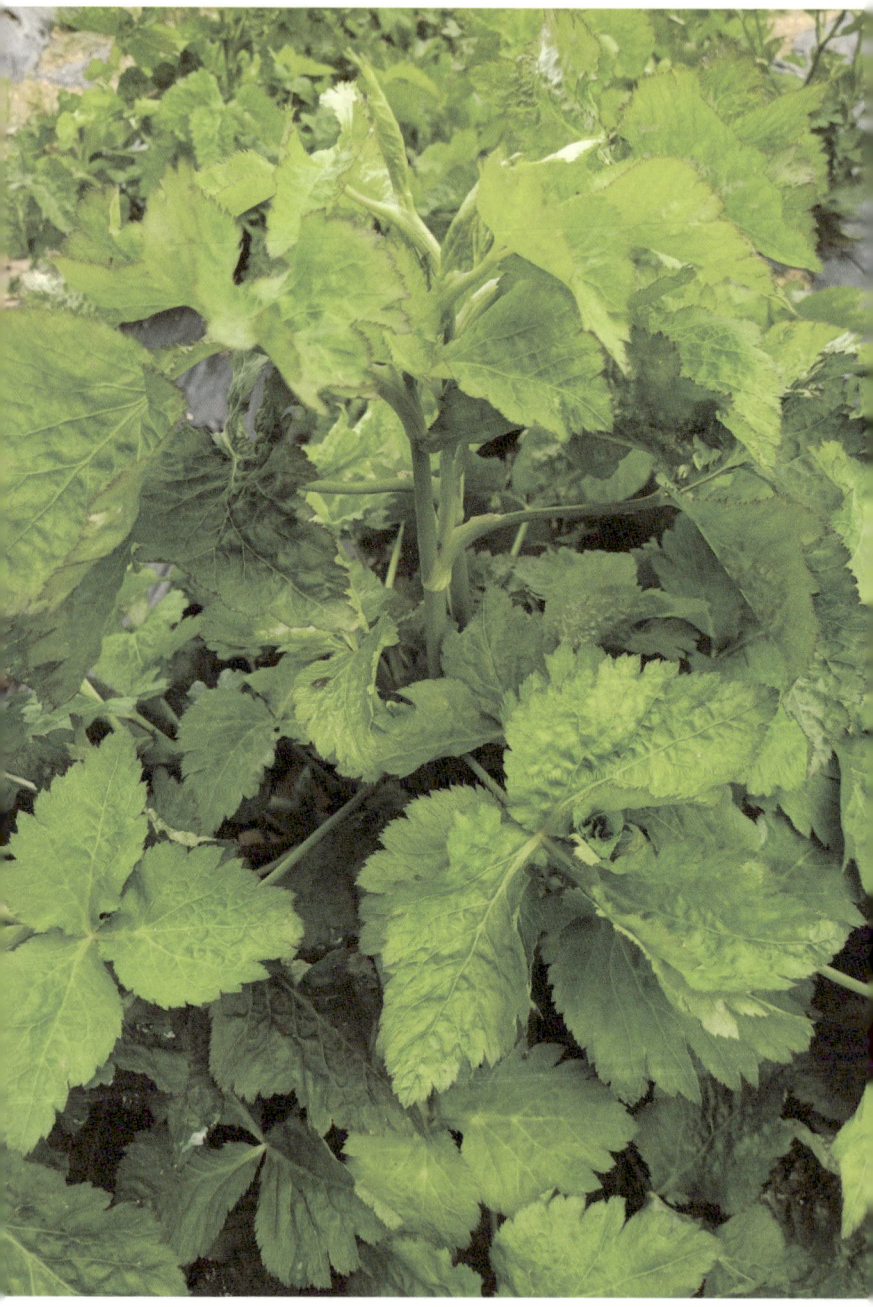

32_ 파드득나물(반디나물)

1. **식물별명** : 반디나물, 참나물, 개량참나물

2. **생약명** : 한방에서는 압아근이라고 한다.

3. **식물생태 및 나물특성** : 전국적으로 분포하며 산지에서 자란다. 높이 30~60cm이다. 줄기는 곧추서고 약간 갈라지며 전체에 털이 없고 향기가 있다. 줄기와 잎은 녹색이고 뿌리는 굵다. 꽃은 흰색 또는 연한 자주색이며 6~7월에 가지 끝에서 핀다.

   파드득나물은 향기가 있으며 잎, 줄기, 꽃봉오리, 뿌리까지 식용한다. 파드득나물은 반디나물, 삼엽채라고도 하며 시중에서 참나물이라고 판매하고 있는 것은 90%가 파드득나물이다. 참나물과 모양새와 맛이 비슷하다. 잎을 끓는 물에 넣으면 마치 파드득 튀어 오르는 듯한 모습 때문에 파드득나물이라는 이름이 붙여졌다. 독성은 없고 특별한 부작용이 없는 안전하고 효능이 뛰어난 산나물이다.

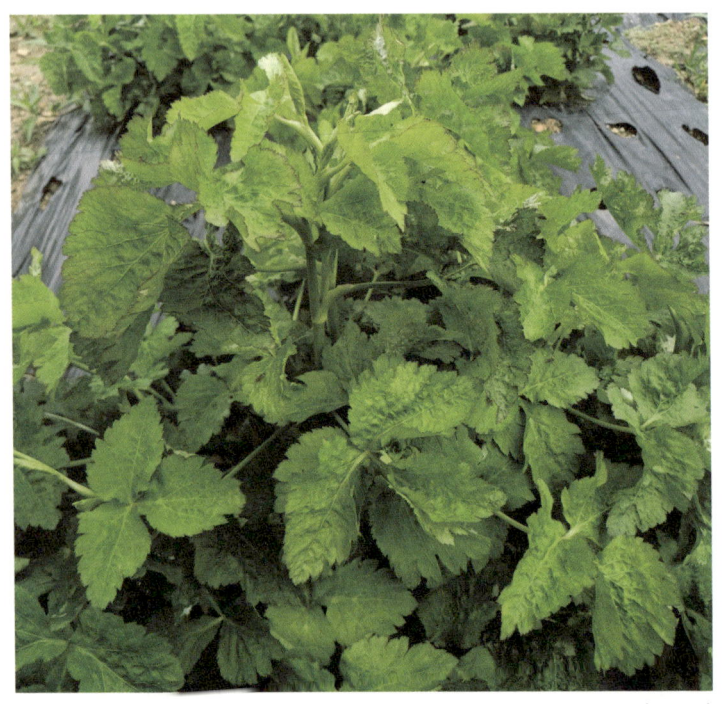

파드득나물(반디나물)

4. 효능 : 주요 성분은 비타민, 아연, 철분, 칼륨, 엽산, 베타카로틴 등의 함량이 풍부하다. 파드득나물은 첫째 혈액순환을 개선하는 효능이 있다. 나물에 다량 함유된 철분은 혈액 생성을 촉진하고, 혈액순환을 개선하여 몸을 따뜻하게 해 준다. 둘째 항산화성분이 풍부해 항암효과가 뛰어나다. 특히 항산화성분은 활성산소를 제거하여 암 발생을 예방하고

암세포 증식을 억제하는 데 도움을 준다. 셋째 소화기 건강에도 유익하여 소화를 촉진하고 위장장애를 완화하는 데 도움이 된다.

5. 채취 및 요리법

1) 채취시기

3~8월에 새로 올라온 줄기를 잎째 따서 나물로 먹는다. 생으로 된장에 찍어 먹어도 좋다. 나물 맛이 좋고 약효가 좋아서 산나물로 아주 유용한 약초이다. 연하면서도 아삭아삭하고 상큼한 향이 있어서 입맛을 돋운다. 생김새와 맛이 참나물과 비슷하다.

2) 요리법

생쌈으로 또는 샐러드로 먹는 것이 가장 좋다. 살짝 데쳐서 무침으로 먹는다. 또한 전초를 말려서 차로 우려 마셔도 향과 맛이 있다. 요리는 생쌈, 샐러드, 나물무침, 묵나물, 장아찌 등으로 이용한다.

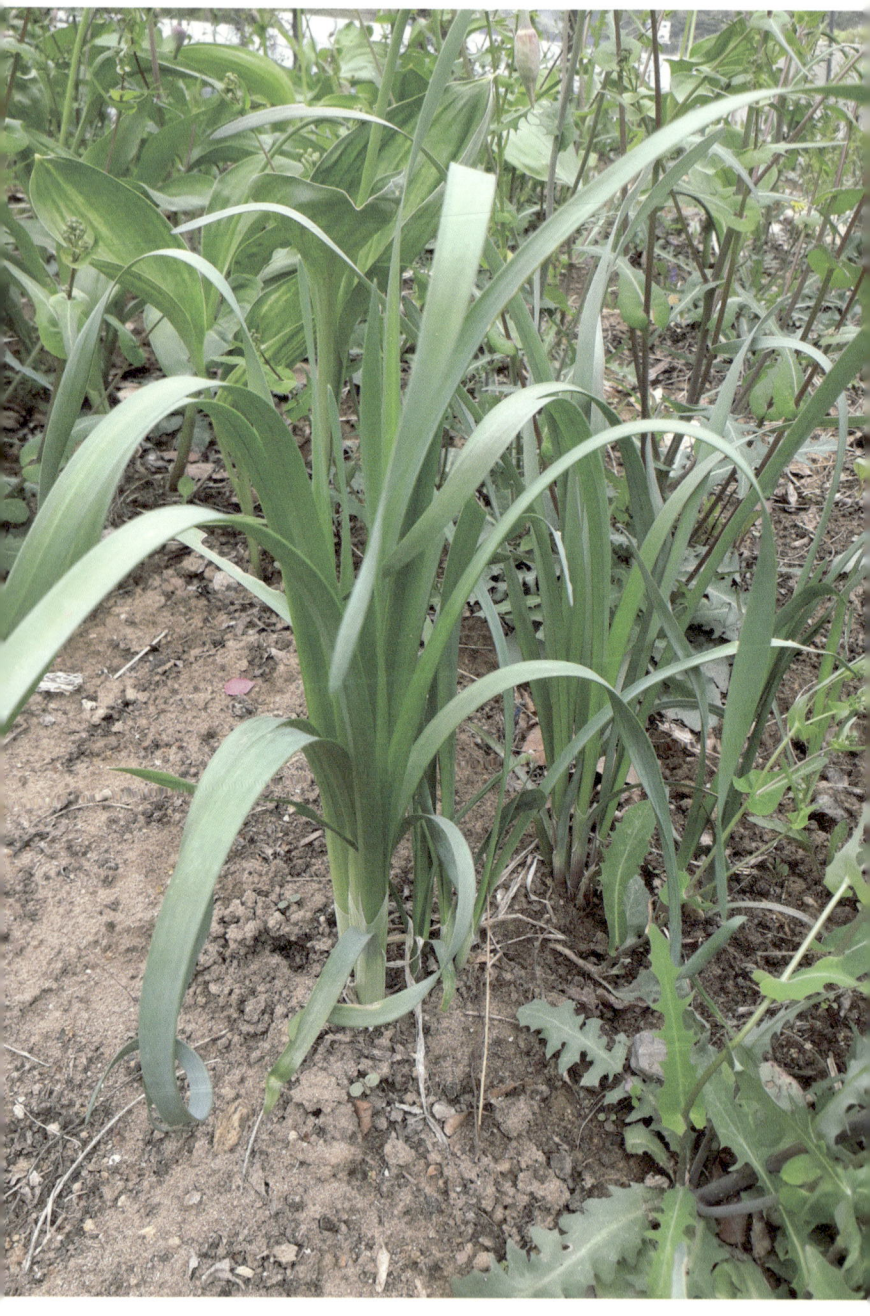

33_ 산부추

1. **식물별명** : 정구지, 맹산부추, 큰산부추, 참산부추
2. **생약명** : 한방에서는 산구라고 한다.
3. **식물생태 및 나물특성** : 전국 각지의 산지·초원에서 자라는 다년생식물이다. 높이가 30~60cm이고 땅속에 있는 굵은 기둥 모양의 비늘줄기는 파뿌리와 비슷하다. 8월과 10월 사이에 꽃줄기 끝에서 자주색 또는 홍자색의 꽃이 공 모양으로 둥글게 모여 핀다.

   산부추는 강원도, 경기도지역에 많이 자생한다. 이 지역의 산부추를 임금님께 진상한 것으로 기록하고 있다. 산부추의 성분은 잎과 비늘줄기에는 연한 마늘냄새가 나는데, 이것은 알리신이라는 향기 성분 때문으로 마늘에서 나는 향과 같은 성분이다.

   산부추의 이용은 식용과 약용으로 쓰인다. 봄에 어린잎을 생으로 초장에 찍어 먹거나 김치 등에 넣기도 하며 데쳐서

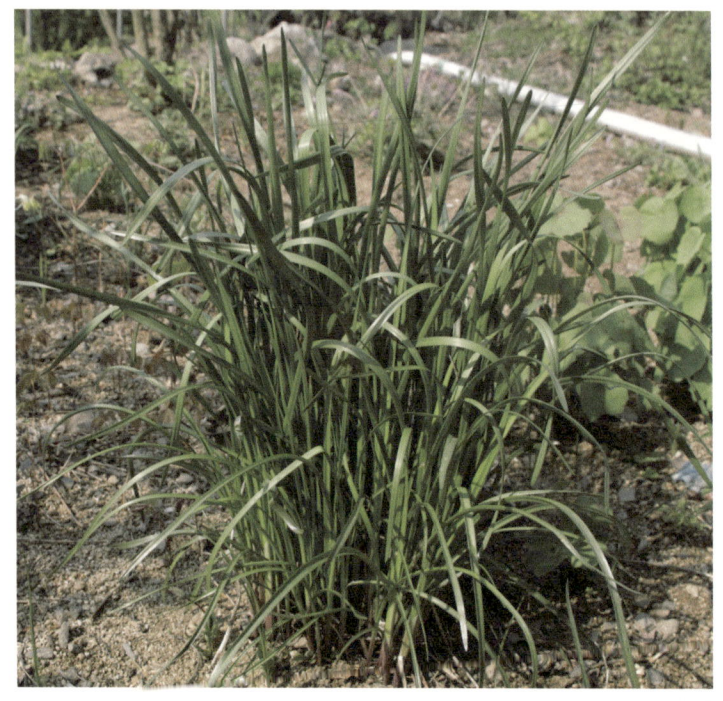

산부추

나물로 이용을 한다. 산부추는 간과 신장에 좋은 약용식물로서 위를 보호하고 위의 열을 없애주며, 신(신장)에 양기를 보하고 아울러 어혈을 없애고 담을 제거한다.

4. **효능** : 산부추의 성분에는 알리신, 사포닌, 베타카로틴, 비타민, 아연, 엽산, 인, 철분, 칼륨, 칼슘 등이 있다.

산부추는 비타민 함량이 높고 활성산소를 없애 주는 항산화 물질이 많다. 산부추는 매운맛이 강한데 이 매운맛은 황화알린(알리신)으로 혈액순환을 좋게 한다.

산부추는 몸을 덥게 하므로 몸이 찬 사람에게 좋으며, 소화를 돕고 장을 튼튼하게 해준다. 특히 피를 맑게 하여 생활습관병(성인병)의 예방효과가 있다. 또한 오래 먹으면 혈액을 깨끗하게 하여 고혈압, 동맥경화, 심장병, 당뇨 등의 예방효과가 있다.

5. 채취 및 요리법

1) 채취시기
3~5월에 새순과 잎을 나물로 먹는다. 성질이 따뜻하여 몸이 찬 사람이 생즙으로 먹으면 피가 맑아지고, 데쳐서 먹으면 위장이 좋아진다. 생즙은 요구르트와 같이 갈아 먹는다. 매콤하고도 향긋하다.

2) 요리법
어린잎을 뿌리째 채취하여 그냥 날로 또는 살짝 데쳐서 먹는 생회, 숙회, 어린잎을 생으로 무쳐서 먹는 생무침, 살짝 데쳐서 무쳐 먹는 나물무침, 어린잎을 적당히 썰어서 무쳐 먹는 겉절이가 좋다. 요리는 나물무침, 생무침, 샐러드, 겉절이, 장아찌 등으로 이용한다.

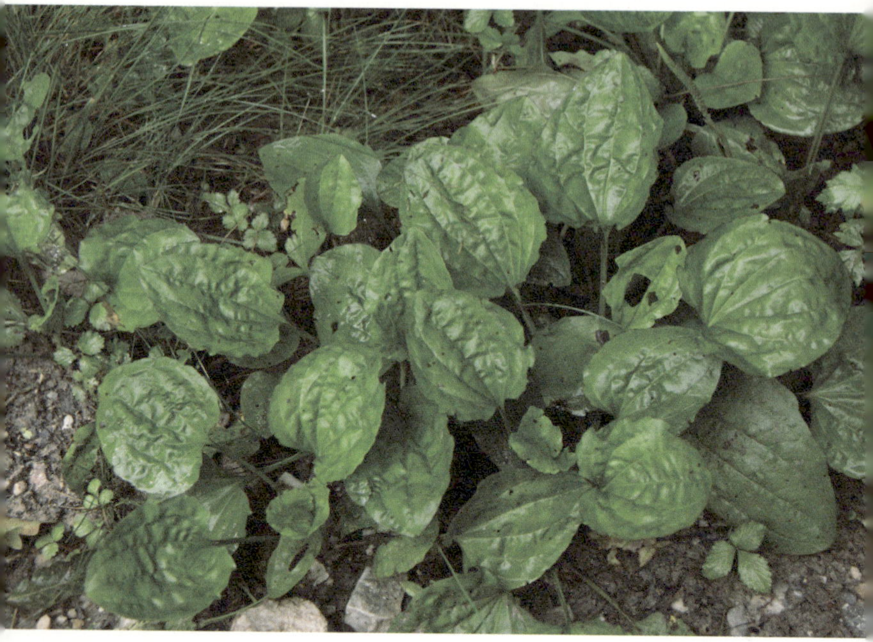

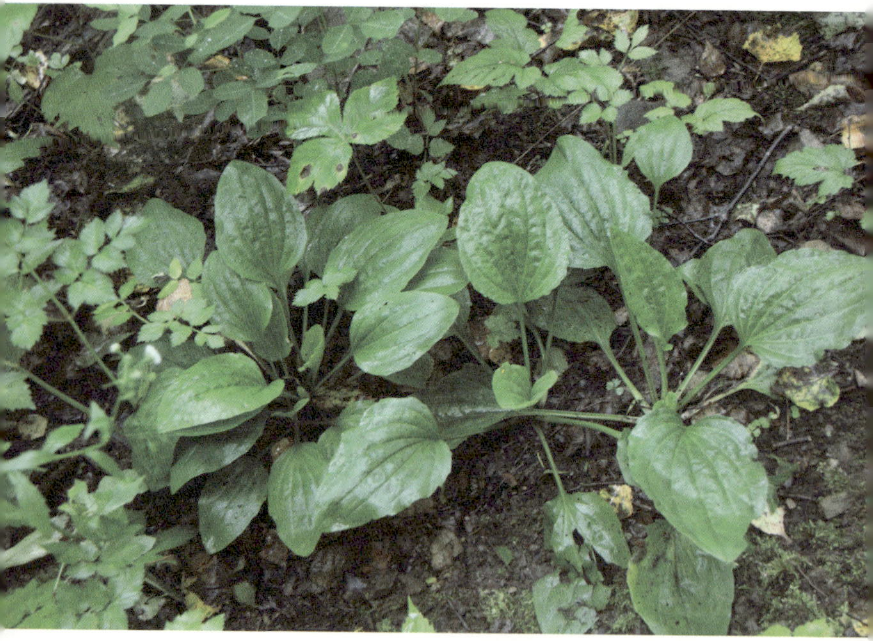

34_ 산질경이 (질경이)

1. **식물별명** : 길경, 길장구, 빼부장, 배합조개, 빠부쟁이, 배부장이, 빠뿌쟁이, 톱니질경이

2. **생약명** : 한방에서는 지상부(식물체)를 차전초, 씨앗을 차전자라고 한다.

3. **식물생태 및 나물특성** : 전국의 산과 들에 흔히 자라는 다년생식물이다. 특히 산질경이는 높은 산, 해발 1000m 이상까지도 분포한다. 질경이는 발에 밟혀도 다시 살아난다고 하여 질긴 목숨이라는 뜻에서 이름이 붙여졌다. 만병통치약으로 부를 만큼 산질경이는 그 활용 범위가 넓고 약효도 뛰어나다. 산질경이를 오래 먹으면 몸이 가벼워지며 언덕을 뛰어넘을 수 있을 만큼 힘이 생기며 무병장수하게 된다고 하였다.

산질경이는 병든 몸을 살리는 산나물로 맛과 향이 강하고 약리적 효능도 뛰어나다.

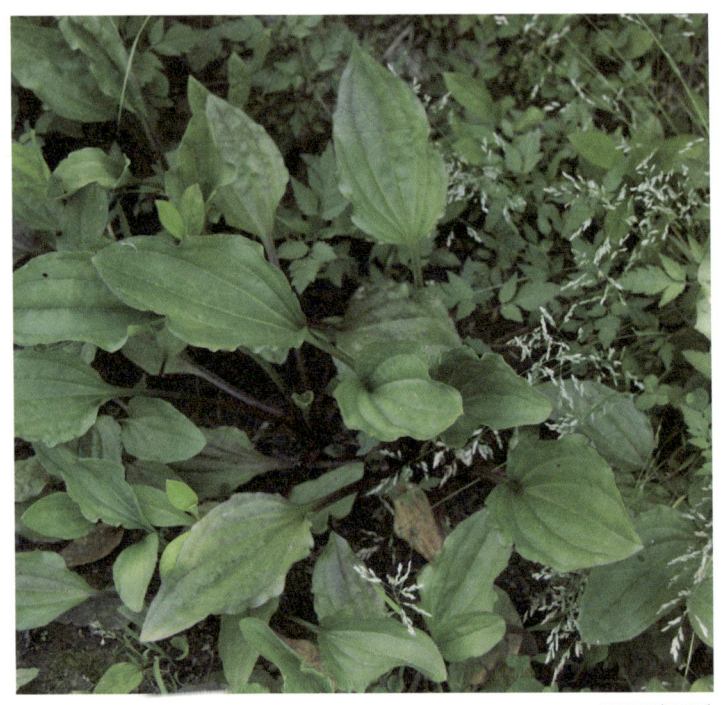

산질경이(질경이)

4. **효능** : 산질경이의 약효는 인삼이나 녹용 못지않게 좋다. 주요 성분은 쿠마린, 베타시트롤, 플라보노이드, 이리도이드배당체, 카로틴, 타닌, 비타민 등 다양한 성분들이 풍부하다.

차전초(줄기, 잎, 뿌리)는 감기, 기침, 가래, 인후염, 간염,

황달 등에 좋다. 차전자(질경이씨)는 방광염, 요도염, 신장염, 전립선염, 설사, 가래, 기침, 만성위염, 고혈압의 치료에 좋다.

주요 효능은 혈관건강, 심혈관질환(동맥경화, 고혈압, 뇌졸중, 고지혈증) 예방, 간질환(간염, 간경화), 신장기능활성화, 여성질환(질염, 요실금), 기관지건강, 비만 예방 등에 좋다.

5. 채취 및 요리법

1) 채취시기

3~6월에 어린잎을 나물로 식용한다. 산질경이나물은 쫄깃한 식감이 있고 쓴맛이 아주 살짝 나는 게 오히려 입맛을 돋우는 효과가 있다. 닭백숙과 산질경이나물의 조합은 참 잘 맞는 궁합이다. 닭백숙의 느끼함을 잡아 주고 특유의 쌉쌀함은 안성맞춤이다.

2) 요리법

끓는 물에 30초~3분 정도 살짝 데치는 것이 효능이나 식감과 향을 제대로 살릴 수 있다. 어린잎을 따서 데친 후 무쳐 먹는 나물무침과 데쳐서 말려두었다가 묵나물로 이용한다. 요리는 나물무침, 묵나물, 장아찌 등으로 이용한다.

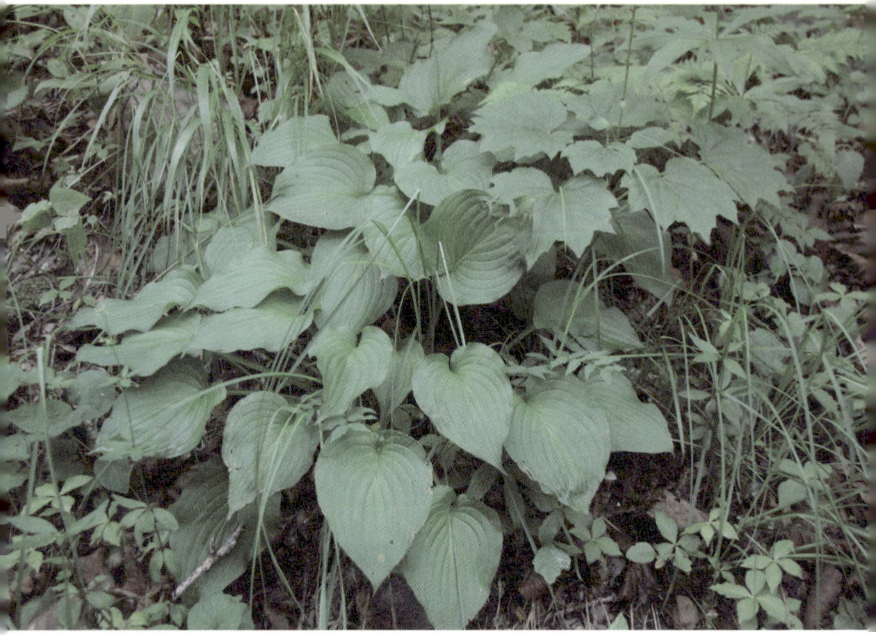

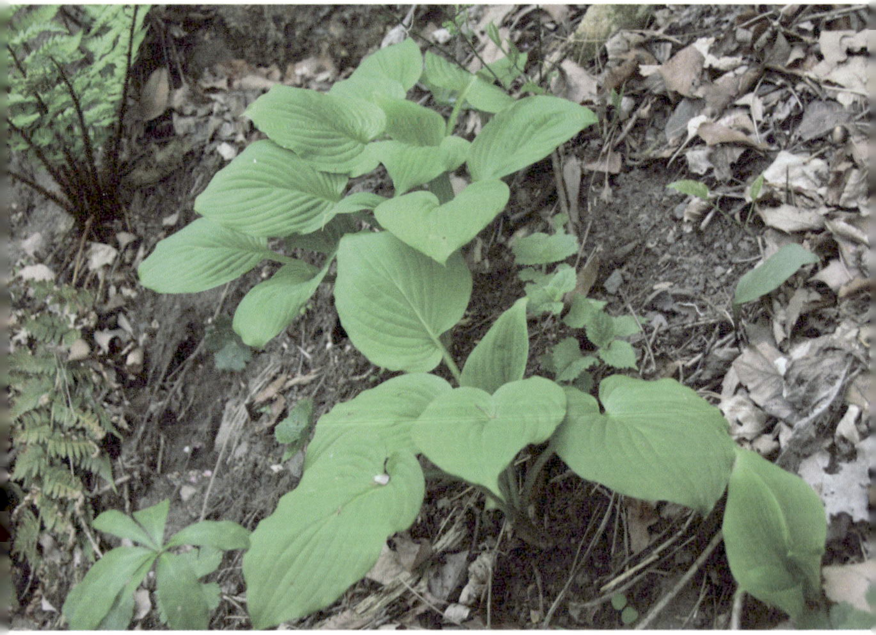

35_ 산옥잠화

1. **식물별명** : 금산비비추, 봉화비비추, 물비비추, 일월비비추, 이삭비비추

2. **생약명** : 한방에서는 자주색의 옥비녀 같은 꽃이라 하여 자옥잠이라고 한다.

3. **식물생태 및 나물특성** : 산옥잠화는 전국적으로 분포하며 산야의 그늘진 비탈에서 자란다. 낮은 지대의 산에서부터 높은 지대의 높은 산까지 분포한다.

산옥잠화는 꽃봉오리가 비녀처럼 생겼다 하여 산옥잠화라고 이름이 붙여졌다고 한다. 아침에 개화한 꽃은 저녁때 봉오리를 닫고 저녁에 핀 것은 다음 날 아침에 봉오리를 닫을 정도로 개화 기간이 짧다. 잎줄기가 한데 뭉쳐나와 죽순과 같다. 산옥잠화는 잎이 길쭉하게 빠지는 편이고 잎이 진한 녹색으로 반질반질 윤기가 흐르는 것이 특색이다. 철분과 비타민을 많이 함유하고 있어 고급 산나물로 이용된다.

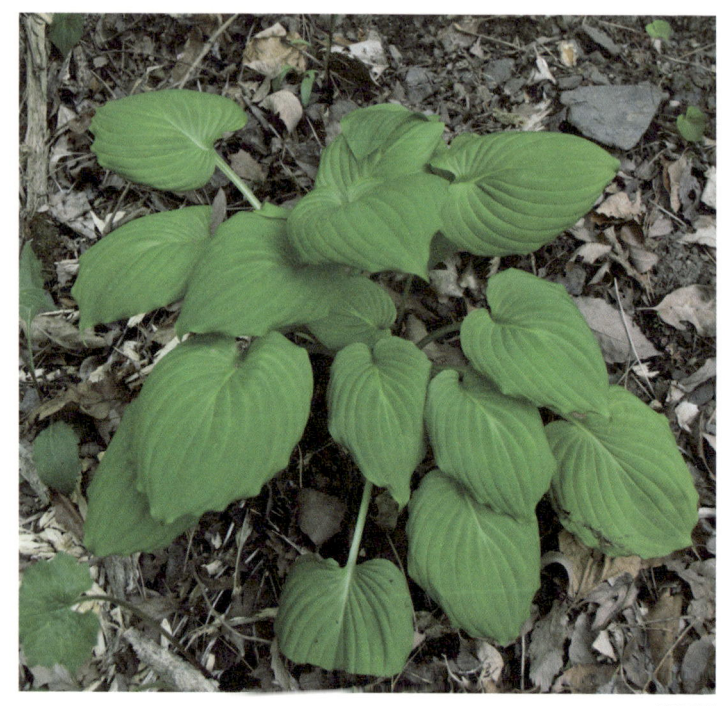

산옥잠화

4. 효능 : 주요 성분은 칼륨, 칼슘, 철분, 아연, 셀레늄, 비타민 C, 엽산, 콜린, 사포닌, 베타카로틴, 폴리페놀, 쿠마린 등을 함유하는 고급 산나물이다.

산옥잠화는 비타민C와 사포닌 함량이 높고 생체기능을 활성화하는 쿠마린이 들어 있다. 비타민C는 혈관을 튼튼히 하고 철분흡수에 도움을 준다. 강력한 항산화물질로 신체를 활성산소로부터 보호하여 암, 동맥경화, 류머티즘 등을 예방해 주며 면역체계도 강화시킨다. 노화억제와 만성질환을 예방한다. 비타민C는 혈관에 지질이 쌓이는 것을 막아준다. 피를 깨끗이 해준다. 특히 암발생위험인자인 과산화지질을 분해하는 효과가 있다. 쿠마린은 모세혈관을 튼튼히 하고 암세포의 혈관생성 억제효과가 있다. 또한 혈관을 확장시켜 혈액순환을 잘 되게 한다.

5. 채취 및 요리법

1) 채취시기

4~5월에 어린잎을 나물로 먹는다. 어린잎을 데쳐서 우려낸 뒤 무쳐 먹는다. 맛이 담백하고 감미가 있으며 씹히는 느낌이 좋아 고급산나물로 취급한다. 어린잎만 사용하고 큰 잎은 독성이 있으므로 먹지 않는 것이 좋다. 나물로는 잎이 담백하고 약간 미끈거리는 듯하며 씹는 맛이 느껴져서 식감이 좋다는 사람도 있다.

2) 요리법

끓는 물에 30초~3분 정도 살짝 데치는 것이 효능이나 식감과 향을 제대로 살릴 수 있다. 갓 올라온 새순이나 어린잎을 따서 데친 후 무쳐먹는 나물무침과 데쳐서 말려두었다가 묵나물로 이용한다. 어린잎을 따서 살짝 데쳐 물에 한나절쯤 담가 약간의 독성을 우려낸 뒤 된장에 찍어 먹거나 쌈으로 먹는다. 요리는 숙쌈, 나물무침, 묵나물, 장아찌 등으로 이용한다.

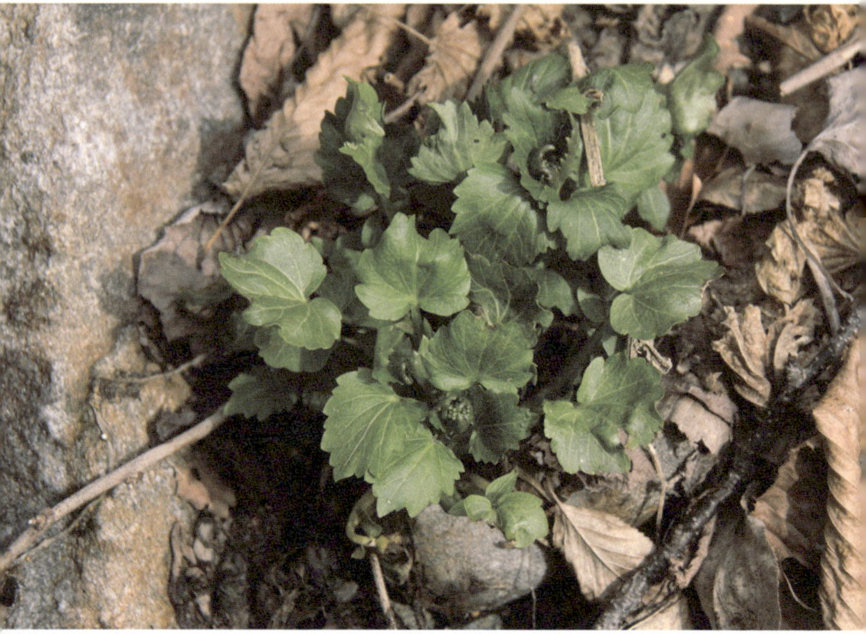

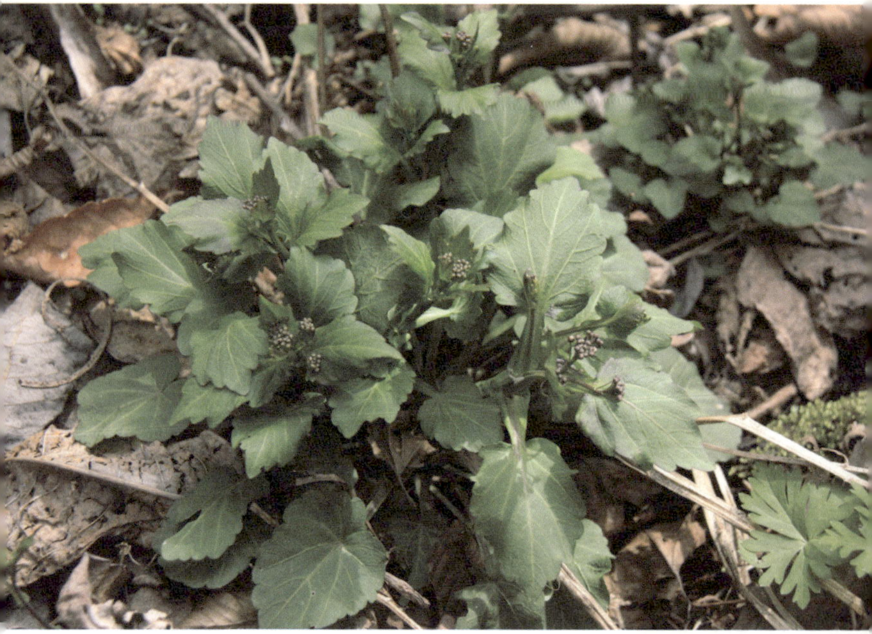

36_ 느쟁이냉이(산갓)

1. **식물별명** : 주걱냉이, 숟가락냉이, 숟가락황새냉이
2. **생약명** : 한방에서는 잎이 날카롭고 갈라진 풀이라 하여 제채라고 한다.
3. **식물생태 및 나물특성** : 해발 1,000m의 높은 산 깊은 계곡에 겨울철 눈 속에서 싹을 틔우고 이른 봄 제일 먼저 나는 다년생식물이다. 특히 심산 지역의 그늘진 계곡의 물가에 자생하며 높이가 30~50cm로 곧게 자라고 위쪽에서 가지를 친다. 5~6월에 줄기 윗부분에서 갈라진 가지마다 십자모양의 작은 흰색 꽃이 촘촘히 모여 핀다.

자생지와 바위, 물가에서 나는 장소에 따라 잎의 모양이 약간은 다르다. 느쟁이냉이는 매운맛이 아주 강하면서 쓴맛과 단맛을 같이 가지고 있다.

느쟁이냉이는 잎으로 물김치를 담그는 데 잎 뒷면의 자주색 때문에 진기한 보라색 물이 우러나며 매콤하고 톡 쏘는

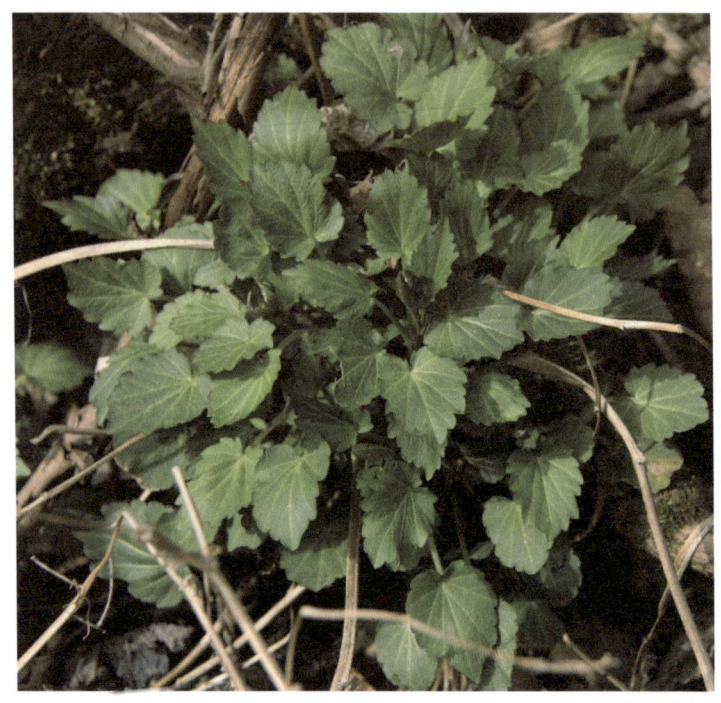

느쟁이냉이(산갓)

맛이 개운하다. 또한 생쌈으로 싸서 먹기도 하고 부드러운 순을 데쳐서 나물로 무치기도 한다.

4. **효능** : 느쟁이냉이는 매운맛이 아주 강하고 달며 성질은 따뜻하고 독성이 없는 것이 특징이다. 중요한 것은 임금님께 진상한 산나물이다. 특히 비타민A, 비타민C가 많고 항산화

작용을 하는 카르티노이드, 안토시아닌을 함유하고 있다. 또한 혈액순환에 좋은 사포닌성분도 있다. 그리고 미네랄과 비타민이 풍부하여 콜레스테롤 수치를 낮추고, 소화기능을 돕고 또한 철분이 많아 혈액생성에 도움을 준다.

느쟁이냉이는 항산화물질을 다량 함유하고 있어 항산화작용과 노화방지 효능이 크다. 미네랄과 비타민이 풍부하여 콜레스테롤 수치를 낮추고, 또한 항암과 엽산함량이 높아 건망증을 개선하는 것으로 밝혀지고 있다.

5. 채취 및 요리법

1) 채취시기

4~5월에 어린순을 나물로 먹는다. 향기롭고 상큼한 맛이 있다. 주로 쌈을 싸서 먹는데 데치지 말고 생체로 겉절이를 하거나 샐러드로 먹어도 맛이 일품이다.

2) 요리법

생쌈으로 또는 샐러드로 먹는 것이 가장 좋다. 살짝 데쳐서 무침으로 먹는다. 요리는 생쌈, 나물무침, 물김치, 샐러드, 장아찌 등으로 이용한다.

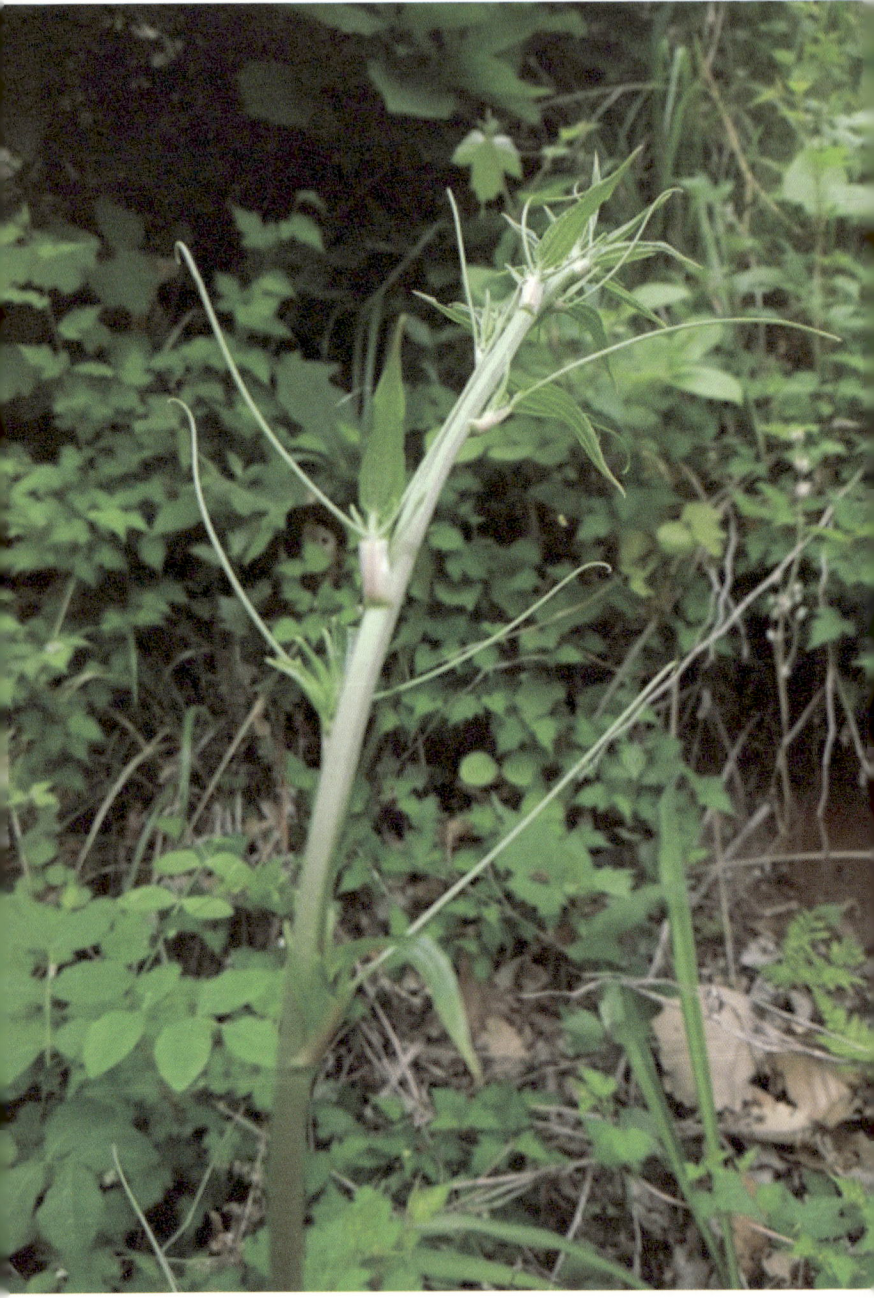

37_ 밀나물

1. **식물별명** : 우미절, 용수초, 새밀, 밀나무, 밀대, 먹나물, 기름나물, 오아리대

2. **생약명** : 한방에서는 소꼬리를 닮은 나물이라 하여 우미채라고 한다.

3. **식물생태 및 나물특성** : 산과 들에서 자라는 덩굴성 여러해살이풀이다. 2~3m 길이로 벋는 줄기는 가지가 많이 갈라진다. 줄기에 어긋나는 달걀형 잎은 끝이 뾰족하고 가장자리가 밋밋하다. 잎에는 5~7개의 세로맥이 뚜렷하고 뒷면은 연한 녹색을 띤다. 5~7월에 잎겨드랑이에 자잘한 황록색 꽃이 둥글게 모여 핀다.

밀나물의 순은 아스파라거스를 닮았다 하여 한국산 아스파라거스라고 한다. 초봄에 굵고 연하게 올라오는 어린순을 꺾어서 나물로 먹는다. 밀나물의 나물은 부드러우면서도 매끄럽고 씹히는 감촉이 좋으며 향기로워서 담백하고 고상한 맛을 가진 산나물이다. 어린 새순을 꺾으면 두 번째 순

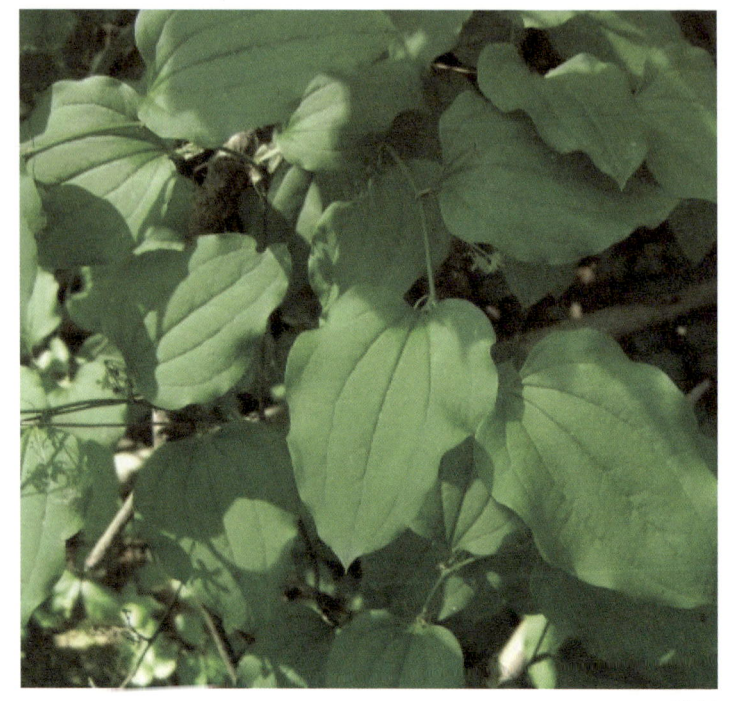

밀나물

이 올라오므로 2~3회 수확이 가능하다.

4. **효능** : 주요 성분은 베타카로틴, 사포닌, 비타민, 칼슘, 철분 등을 많이 가지고 있다. 밀나물은 영양가가 높은 산나물로 강장작용의 효능이 있으며 강력한 항산화작용으로 노화를 지연시킨다. 또한 모세혈관을 튼튼하게 하며 혈액을 맑고

깨끗하게 하여 혈액의 흐름을 원활하게 한다. 고혈압, 동맥경화 등 심혈관계질환을 예방하는데 좋다.

밀나물은 맛 좋은 보약나물이고 기운이 나며 신장기능을 좋게 한다. 부작용이 거의 없는 나물이다. 특히 노화방지와 혈액순환을 원활하게 한다.

5. 채취 및 요리법

1) 채취시기
3~6월에 갓 올라온 어린순을 채취한다. 씹는 맛이 아삭하고 담백하며 누구나 즐겨 먹는다.

2) 요리법
요리는 어린 새순을 따서 살짝 데친 후 초장을 찍어 먹는 숙회와 양념에 무쳐 먹는 나물무침을 한다.

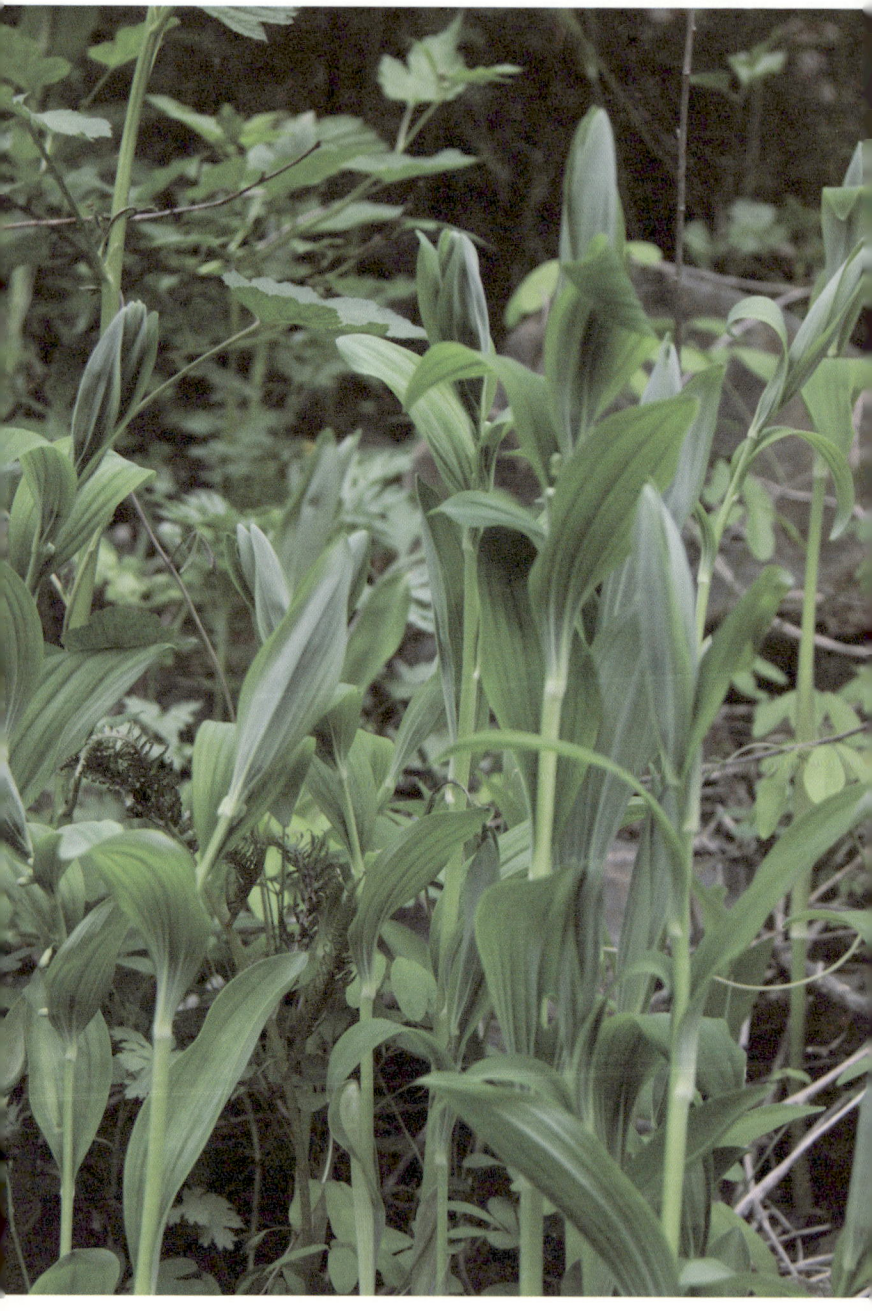

38_ 둥굴레

1. **식물별명** : 궁굴네, 괴불꽃, 선인반, 여위

2. **생약명** : 한약명은 옥죽이라고 한다.

3. **식물생태 및 나물특성** : 전국 각지의 산기슭 초원에 야생하는 다년생식물이다. 식물의 생긴 모양이 전체적으로 둥글게 생겨서 둥굴레라 한다. 둥굴레는 무병장수하게 만드는 약초나물이다. 특히 신선들이 먹는 음식이라 했을 만큼 좋은 향과 효능을 가지고 있다. 강장, 자양 성분이 많이 함유되어 있는 만큼 몸이 허약한 사람에게 좋은 나물이다.

    둥굴레는 회춘(回春)의 영약으로 임금님의 수라상에 올랐던 귀한 산나물이다. 옛 의서에 의하면 정력을 왕성하게 해주고 오장을 보하며 피부를 곱게 해준다. 또한 근골을 튼튼하게 해주고 수명을 연장하여 늙지 않게 한다고 하였다.

4. **효능** : 주요 성분은 아미노산, 비타민, 사포닌, 베타카로틴, 플라보노이드, 퀘르시톨, 콘발라마린 등이다.

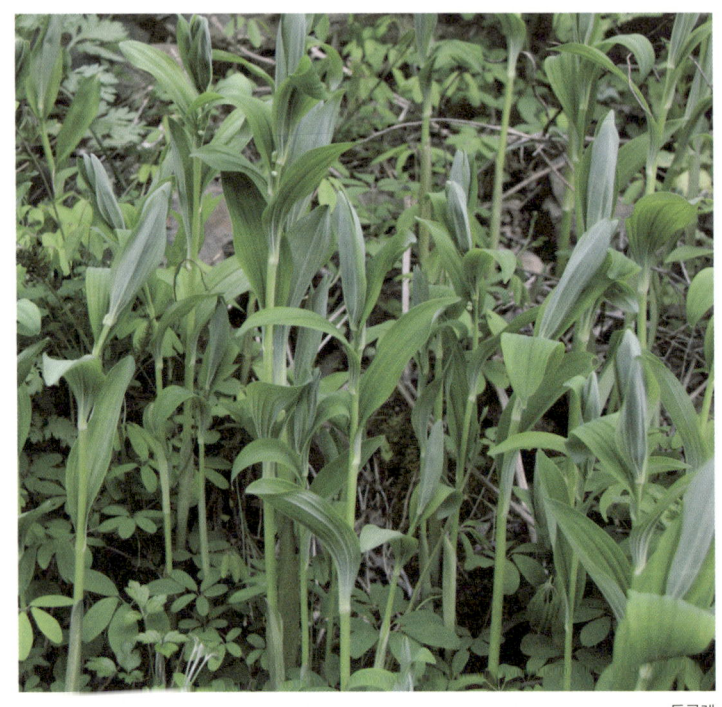

둥굴레

둥굴레는 첫째 혈액순환, 기력회복과 면역력을 길러준다. 둘째 아미노산인 트립토판은 체내에서 효소나 비타민 등과 반응하여 수면을 조절하는 호르몬인 멜라토닌의 생성을 촉진시킨다. 셋째 항산화작용을 통해 노화방지 효능이 있다. 넷째 면역세포 수를 증가시킨다. 다섯째 당뇨와 고혈압을 예방하고 치유한다. 여섯째 세포벽이 얇아져서 퇴화되고 죽어 가는 세포의 생존력을 높여 준다. 일곱째 혈관을 깨끗하게 해주어서 동맥경화, 심근경색, 고지혈증 등을 예방한다.

5. 채취 및 요리법

1) 채취시기

4~5월에 어린순을 나물로 먹는다. 새순이나 어린잎을 채취하여 살짝 데쳐서 물에 담가 쓴맛을 우려낸 뒤 숙회나 무쳐서 나물무침하여 먹는다. 또한 데쳐서 말려두었다가 묵나물 등으로 요리한다. 생줄기 뿌리를 된장이나 고추장에 박아 장아찌로 해서 먹기도 한다.

2) 요리법

끓는 물에 30초~3분 정도 살짝 데치는 것이 효능이나 식감과 향을 제대로 살릴 수 있다. 갓 올라온 새순이나 어린잎을 따서 데친 후 무쳐 먹는 나물무침과 데쳐서 말려두었다가 묵나물로 이용한다. 요리는 나물무침과 묵나물로 이용한다.

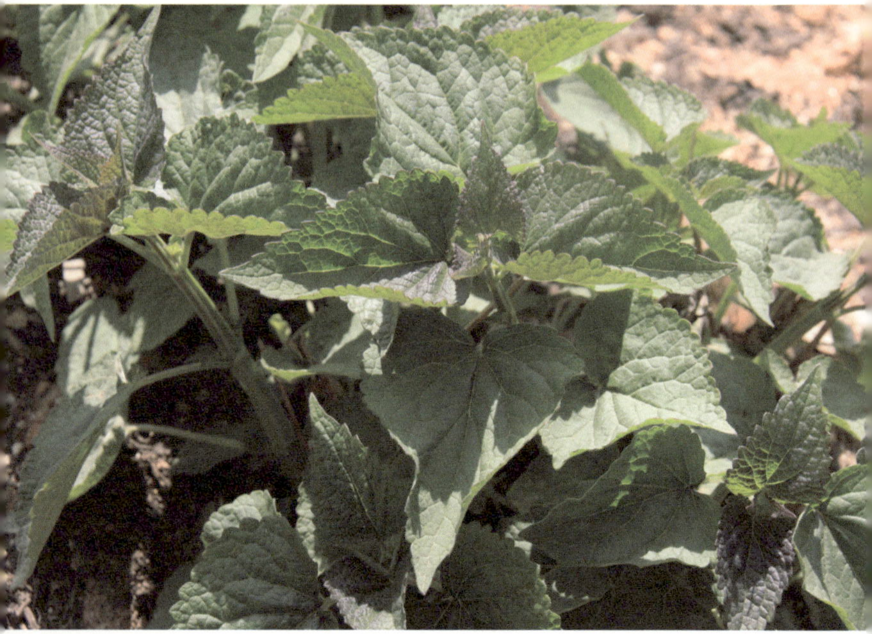

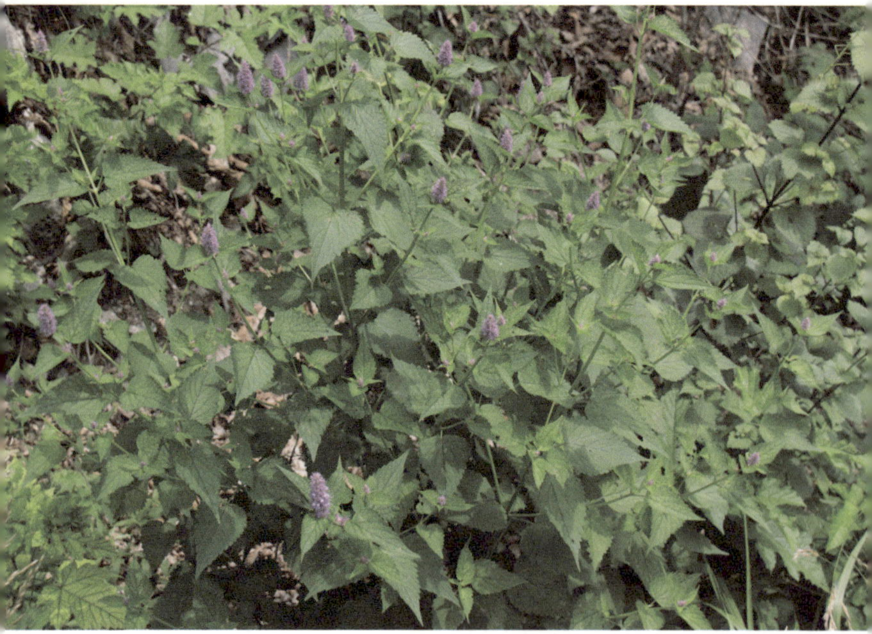

39_ 배초향

1. **식물별명** : 방앳잎, 중개풀, 연명초, 방아잎, 방아풀
2. **생약명** : 한방에서는 콩잎과 비슷하고 향기가 난다 하여 곽향이라고 부른다.
3. **식물생태 및 나물특성** : 여러해살이풀로 부식질이 풍부한 양지 혹은 반그늘에서 자란다. 키는 40~100cm이고, 잎은 마주나며 끝이 뾰족하고 심장형이다. 꽃은 7~9월에 자주색으로 피는데 가지 끝과 원줄기 끝에 우산 모양으로 달린다. 특히 배초향은 죽어가는 환자를 살리는 효능이 있다 하여 '연명초'라고도 한다.

   배초향은 매운맛과 따뜻한 성질 그리고 향은 입맛을 돋게 하고 위장의 미주신경을 자극해 위액의 분비를 촉진시키는 효능이 있다. 또한 위벽을 보호하고 위장을 튼튼하게 만들어 소화를 돕고 속을 편안하게 하여 복통, 구토, 설사 등을 예방하고 개선한다.

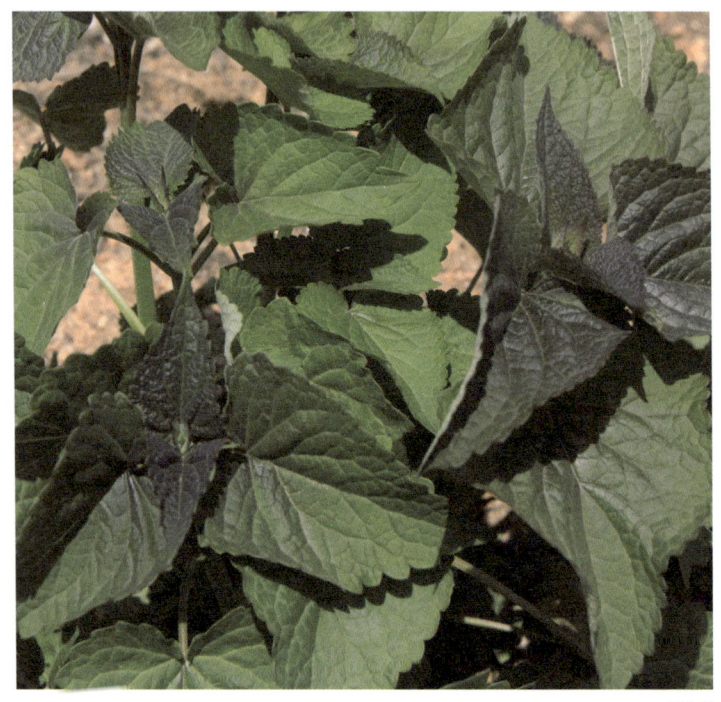
배초항

4. 효능 : 주요 성분은 칼슘, 칼륨, 마그네슘, 엽산, 비타민, 베타카로틴, 플라보노이드, 루테인, 로즈마리산 등이 있다. 그리고 플라보노이드성분인 아가스타코사이드 및 아카세틴, 틸리아닌 등은 동맥경화개선과 그리고 정유성분인 모노테르펜과 세스퀴테르펜은 항암, 항염, 항균작용을 한다.

배초향나물의 효능은 첫째 생명을 단축시키고 돌연사를 유발하는 질병들을 예방하고 치유하는 놀라운 약효를 가지고 있다. 둘째 당뇨 예방 및 치료효과가 있다. 셋째 혈전 예방, 심혈관질환 예방 및 개선, 항염증, 항암 등에 효능이 좋다.

5. 채취 및 요리법

1) 채취시기

3~6월 어린잎과 순을 나물로 먹는다. 달달하면서 매콤하고 개운한 향이 난다. 물기를 꼭 짜서 고추장, 된장, 식초, 들기름, 효소, 깨소금을 넣고 조물조물 무친다. 향이 강하기 때문에 고추장, 된장을 같이 넣고 요리한다.

2) 요리법

배초향의 강한 향과 쓴맛을 제거할 때는 소금을 약간 넣고 데쳐서 반나절 정도 찬물에 담가 우려낸다. 나물로 무쳐 먹거나 초고추장에 찍어 먹고, 볶음이나 튀김으로 만들어 먹기도 한다. 어린잎은 향미료로 이용된다. 상추에 한두 장씩 얹어서 같이 쌈을 싸서 먹으면 없어졌던 입맛이 살아난다. 요리는 생쌈, 나물무침, 장아찌 등으로 이용한다.

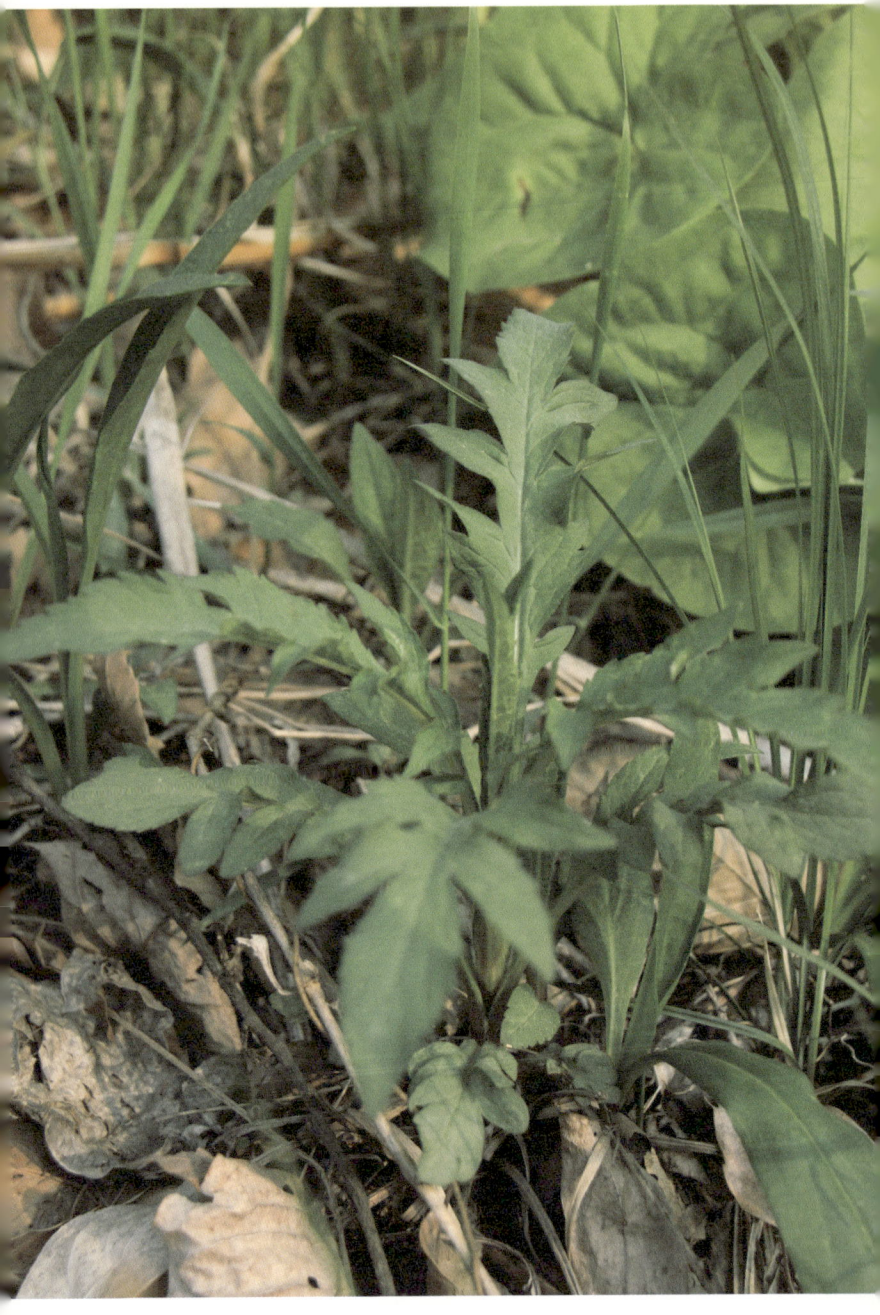

40_ 마타리

1. **식물별명** : 개암취, 가얌취, 가양취

2. **생약명** : 한방에서는 썩은 된장 냄새가 난다 하여 패장이라고 한다.

3. **식물생태 및 나물특성** : 전국 각지에 야생하는 여러해살이풀이다. 주로 산과 들판의 양지바르고 기름진 풀밭과 척박한 곳에도 잘 자란다. 높은 지대에서 꽃이 피면 온갖 벌과 나비가 찾아들고 실바람에도 흔들려 가을이 오고 있음을 알려주는 꽃이다. 60~150cm 높이로 곧게 자라는 줄기에 마주나는 잎은 깊게 갈라지며 가장자리에 톱니가 있다. 8~10월에 줄기와 가지 끝에 자잘한 노란색 꽃이 촘촘히 모여 핀다.

4. **효능** : 주요 성분은 플라보노이드, 폴리페놀, 사포닌, 타닌, 비타민, 철분, 인, 칼슘, 칼륨, 마그네슘 등을 풍부하게 함유하고 있다.

   마타리는 강심작용과 항균작용, 항종양작용, 항바이러스작

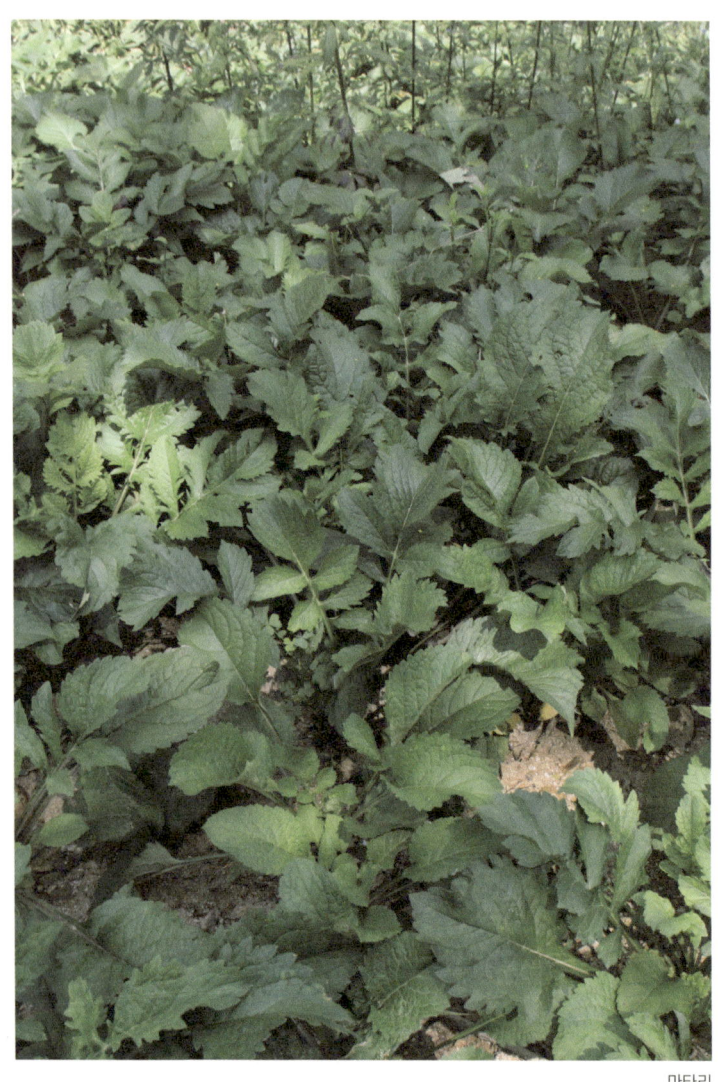

마타리

용, 간대사활성 및 지방간 억제작용을 한다. 마타리는 혈액순환을 원활하게 해서 빈혈과 현기증을 없애고 또한 뇌에 부족한 산소량을 공급해 주며 혈류의 차단을 풀어 뇌졸중 예방에 도움을 준다.

효능은 통증완화, 스트레스개선, 면역력향상, 불면증, 전립선염, 전립선비대증 등에 좋다.

5. 채취 및 요리법

1) 채취시기

4~5월에 새순과 어린잎을 따서 살짝 데쳐 물에 한나절쯤 담갔다가 쓴맛을 우려낸 뒤 나물무침을 한다. 아삭아삭하면서 약간 쌉쌀하다.

2) 요리법

끓는 물에 2~3분 정도 데치는 것이 효능이나 식감과 향을 제대로 살릴 수 있다. 갓 올라온 새순이나 어린잎을 따서 데친 후 쓴맛을 우려낸 후 무쳐서 먹는 나물무침과 말려두었다가 먹는 묵나물로 이용한다.

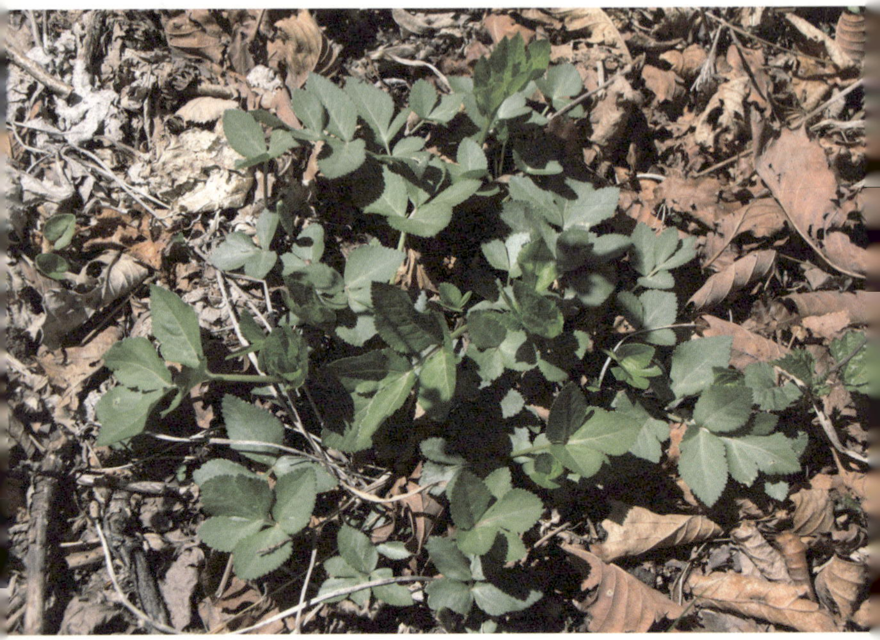

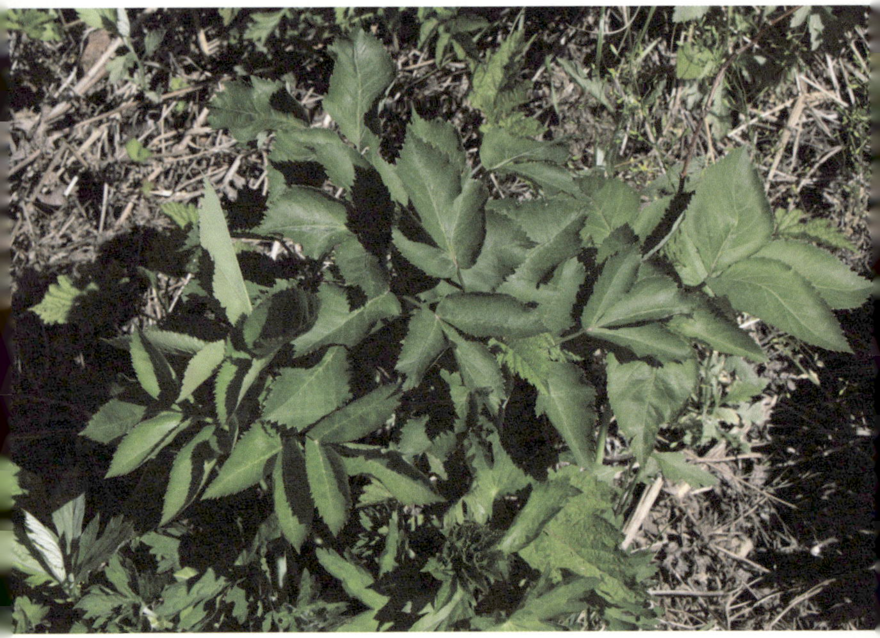

41_ 바디나물

1. **식물별명** : 가막사리, 개당귀, 사약채

2. **생약명** : 한방에서는 거무스름한 풀이라는 뜻으로 전호라고 한다.

3. **식물생태 및 나물특성** : 전국 각지의 산기슭, 산골짜기의 숲 변두리 등 습기가 있는 곳에서 자란다. 생육특성은 반그늘지고 토심이 깊고 토양습기가 유지되고 통기성이 좋은 환경에서 자라는 여러해살이풀이다. 70~150cm 높이로 자란다. 줄기에 어긋나는 잎은 3출엽으로 잎자루에 오목한 홈이 있다. 작은 잎은 다시 3개로 깊게 갈라지고 가장자리에 톱니가 있다. 8~9월 가지 끝에 20~30송이가 짙은 자주색 꽃으로 핀다.

바디나물은 씨에서 싹이 나서 자라 3년이 되면 꽃이 피고 나면 뿌리가 썩어 죽는 경우도 있다. 썩은 뿌리 옆에 어린 새싹이 돋아나서 대를 이어간다.

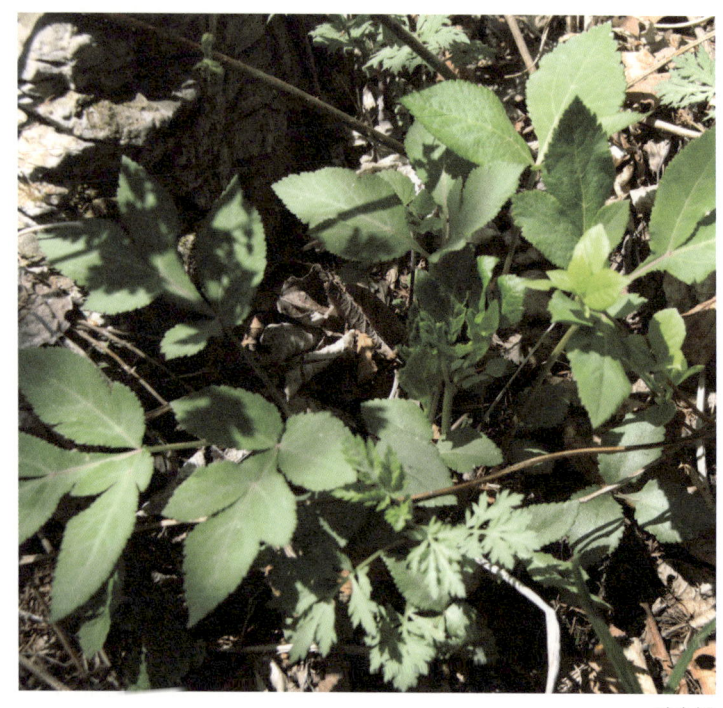

바디나물

4. 효능 : 주요 성분은 데커신, 데쿠시놀, 사포닌, 비타민, 칼슘, 철분 등이 있다. 바디나물은 고급나물이다. 특히 바디나물을 먹으면 힘이 나는 보약나물이다. 바디나물은 당뇨, 원기회복, 정력강화에 좋은 나물이다.

바디나물은 허약해진 기력을 크게 올려준다. 몸이 허약하고 무기력하고 빈혈이 있을 때 좋다. 원기회복에 탁월한 효능이 있고 정력을 증진하는 약초이다. 혈액순환, 당뇨, 고혈압, 고지혈증, 동맥경화 같은 혈관질환에 아주 좋다.

5. 채취 및 요리법

1) 채취시기
3~6월에 보들보들한 어린잎을 나물로 먹는다. 바디나물은 달달하면서 향이 그윽하고 약효가 좋기 때문에 요즈음은 재배를 해서 쌈채소로 판매를 한다.

2) 요리법
어린잎을 살짝 데쳐서 초장에 찍어 먹는 숙회와 양념에 무쳐 먹는 나물무침을 한다. 새순을 된장에 박거나 간장과 식초 등을 만든 절임장에 담가 장아찌 등을 만들어 먹는다. 봄부터 여름 늦게까지 어린잎을 따서 살짝 데쳐서 고추장에 찍어 먹으면 원래의 맛과 향을 제대로 즐길 수 있다. 부드러운 잎을 생쌈, 생무침 또는 데쳐서 무침, 묵나물 등으로 먹는다.

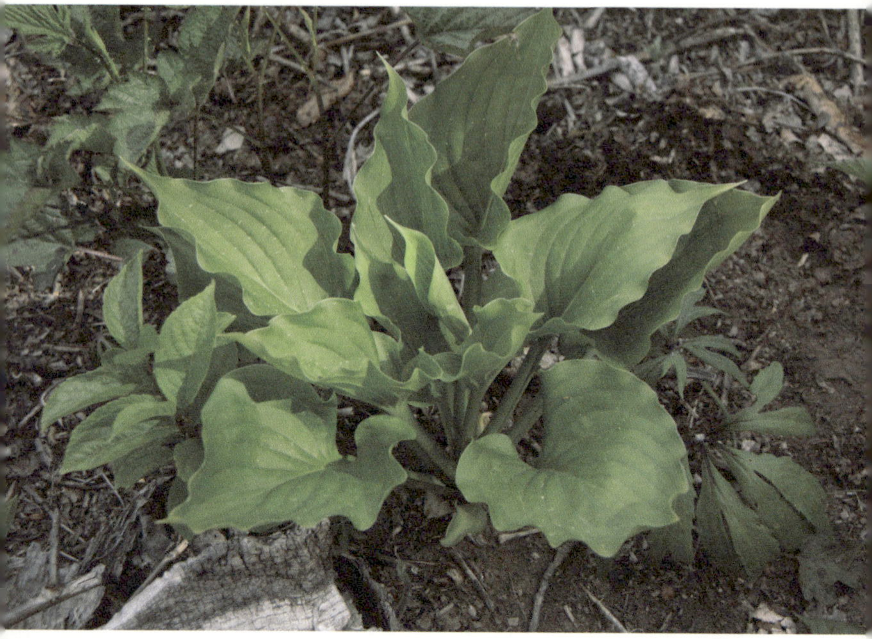

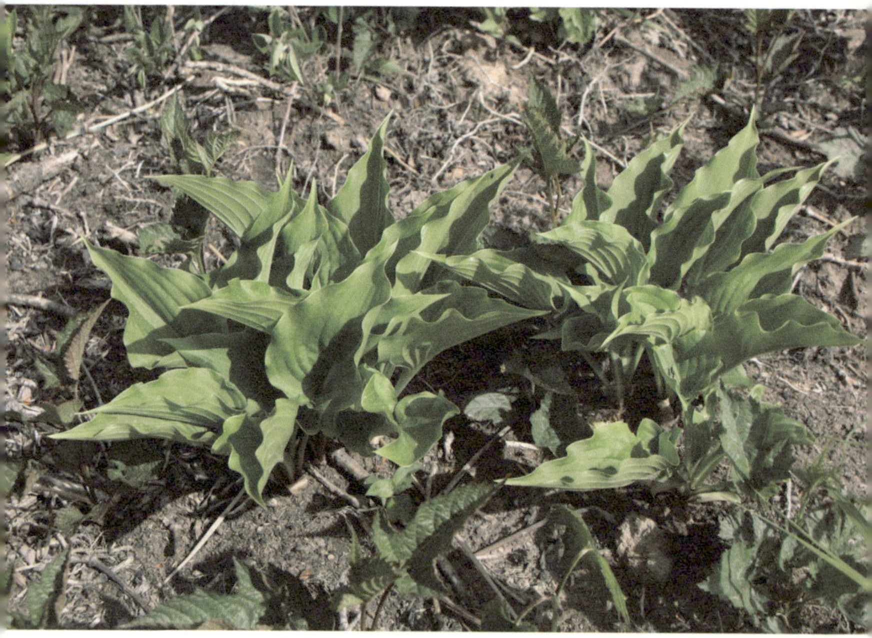

42_ 일월비비추

1. **식물별명** : 비비취, 산옥잠화, 바위비비추, 이밥취, 방울비비추, 비녀비비추

2. **생약명** : 한방에서는 자주색 꽃이 피는 옥잠화라는 뜻으로 자옥잠 또는 옥잠화라고 한다.

3. **식물생태 및 나물특성** : 해발 1,000m의 높은 산과 깊은 산 골짜기 산기슭 초원에 자란다. 다년생식물이며 50~60cm 높이로 자란다. 잎은 무더기로 모여 나며 긴 잎자루가 있다. 잎을 손으로 비벼서 부드럽게 먹는 나물이라고 비비취라 한다. 너무 큰 잎은 독성이 있으므로 먹지 않는다. 일월비비추는 성질은 따뜻하고 감칠맛이 나는 향긋한 산나물 중의 하나로 기운의 순환을 조절해 주고 혈액을 잘 돌게 해주면서 원기회복에 아주 좋은 산나물이다.

4. **효능** : 일월비비추나물은 기와 혈의 순환을 조절하고 원기를 회복시키는 효능도 있다. 주요 성분은 플라보노이드, 사포닌, 비타민, 철분과 디오스게닌, 기토게닌, 헤코게닌 등을

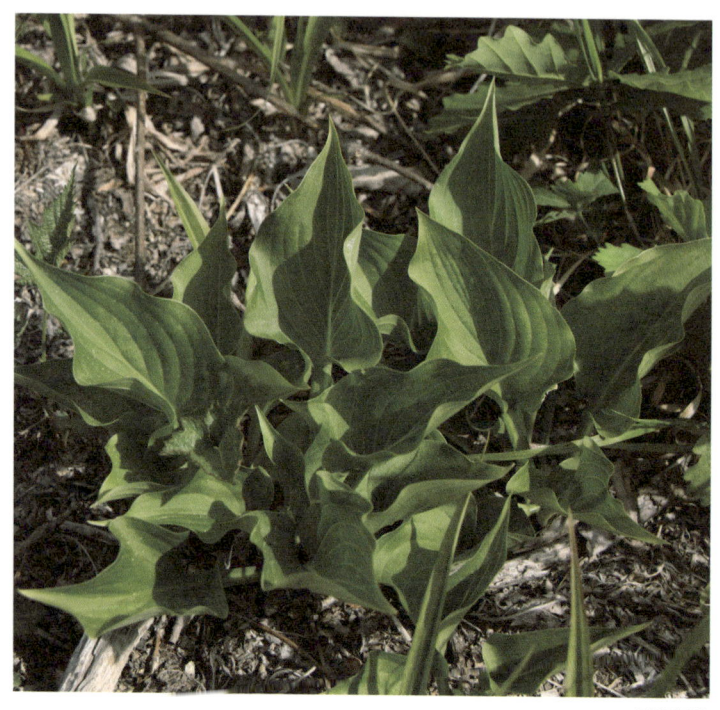

일월비비추

배당체로 하는 스테로이드계 사포닌이다. 특히 일월비비추는 사포닌 함량이 많다.

일월비비추나물은 몸과 기를 보하고 통증을 없애고 염증을 삭혀 주며 피를 멈추게 하고 특히 소변이 잘 나오게 한다. 또한 입맛을 돋워 주며 소화를 촉진시키고 원기회복에 좋다.

주요 효능은 첫째 혈액순환, 노화방지, 항암작용, 해독작용, 부인병 등에 좋다. 둘째 기침, 천식, 간염, 간경화, 인후염치료, 림프질염을 치료한다. 셋째 신장과 방광을 튼튼히 한다. 넷째 면역력증진과 원기회복에 좋다. 다섯째 혈액순환에 좋다.

5. 채취 및 요리법

1) 채취시기

4~5월에 어린잎을 나물로 먹는다. 살짝 데친 후 약간의 독성이 있으므로 독성이 빠지도록 거품이 나올 때까지 손으로 잘 헹궈 주거나 찬물에 반나절 정도 우려내서 무쳐 먹으면 된다. 맛은 달고 성질은 서늘한 것으로 알려지고 있어 몸이 찬 분은 가능한 섭취를 하지 않는 것이 좋다.

2) 요리법

끓는 물에 30초~3분 정도 살짝 데치는 것이 효능이나 식감과 향을 제대로 살릴 수 있다. 요리는 어린잎을 살짝 데친 후 한나절쯤 담가 두었다가 약간 독성을 우려낸 뒤 나물무침을 한다. 갓 올라온 어린잎을 따서 데친 후 무쳐 먹는 나물무침과 데쳐서 말려두었다가 묵나물로 이용한다. 요리는 나물무침, 묵나물, 장아찌로 이용한다.

3장

야생의 약이 되는 나무나물

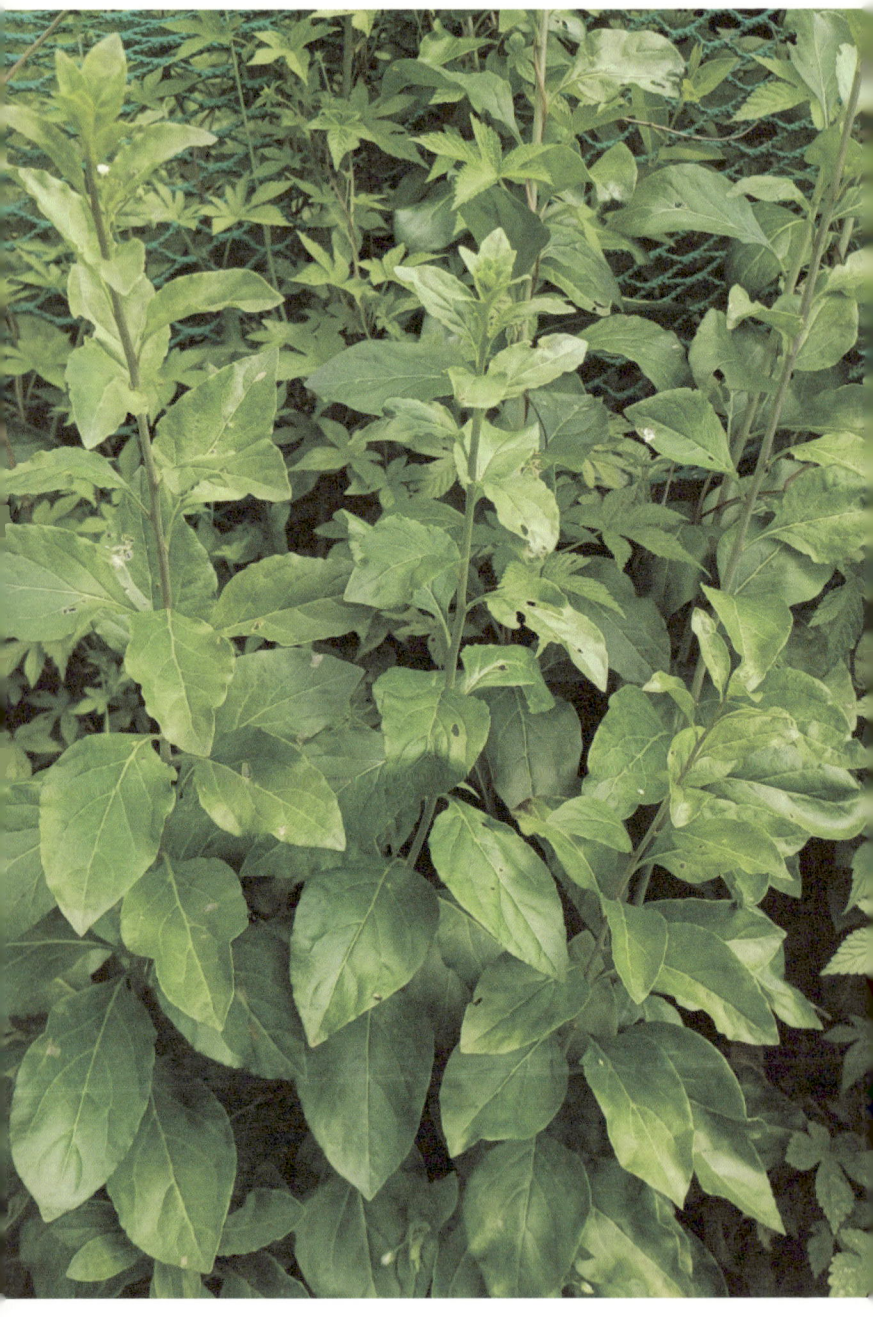

43_ 구기자나무순

1. **식물별명** : 구기자, 구구재, 괴좆나무, 물고추

2. **생약명** : 한방에서는 기자처럼 굽는 나무에 나는 열매라 구기자라고 한다.

3. **식물생태 및 나물특성** : 낙엽성 관목으로 전국적으로 분포하며 민가 부근이나 산비탈에서 자란다. 줄기는 비스듬하게 자라면서 끝이 밑으로 처지며 가지가 무성하다. 6~9월에 자주색 꽃이 핀다.

   구기자순은 구기자 열매가 열리는 구기자나무의 새순을 말하고 구기자나무순나물은 오래전부터 잘 알려진 나무나물로 구기자나무의 순을 말한다. 봄철나물이며 영양가 또한 풍부하여 건강에 좋은 나물이고 독성이 없으며 특히 맛도 좋아서 젊음을 유지시켜 주는 장수나물이다.

4. **효능** : 주요 성분은 폴리페놀, 베타카로틴, 카르티노이드, 루틴, 베타인, 비타민C, 칼슘, 인, 철분 등이 있다. 베타카로

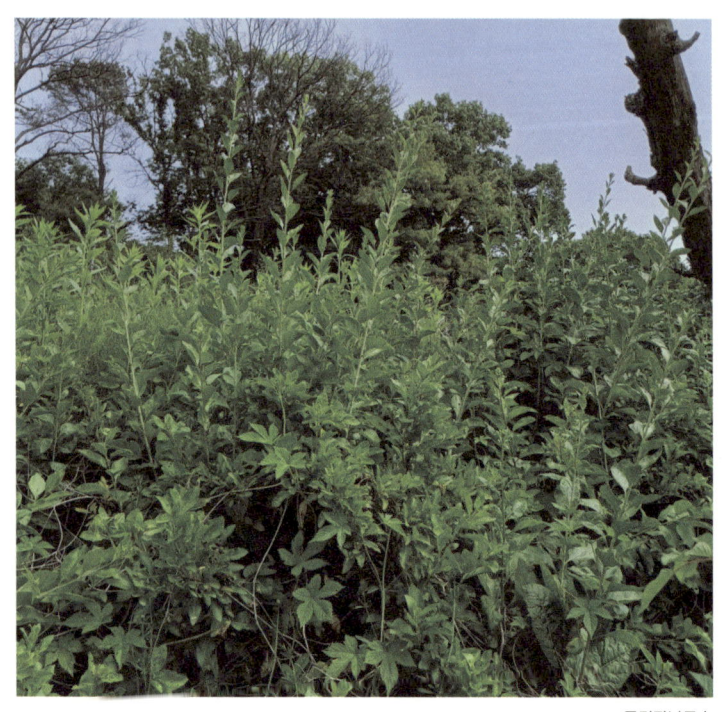

구기자나무순

틴이 풍부해서 면역력향상은 물론 항산화효과가 크다. 비타민C 함량이 많아 면역력강화에도 좋은 나물이다. 폴리페놀은 강력한 항산화작용을 하며 세포손상을 예방하고 체내 활성산소를 줄여 준다.

베타인은 비만 예방, 당뇨 예방, 간기능개선, 알코올해독에 탁월한 효과가 있다. 루틴은 모세혈관을 튼튼히 해서 뇌졸중(중풍)을 예방한다.

구기자나무순나물은 노화를 막고 정력을 강화하는데 도움을 준다. 또한 혈관의 노화를 막는데 탁월하여 뇌졸중, 고혈압, 동맥경화 등을 예방하는 최고의 나물이다.

5. 채취 및 요리법

1) 채취시기
3~6월에 갓 올라온 어린순과 어린잎을 따서 나물로 이용한다. 나물은 아삭아삭하게 씹히고 달달하면서 담백하다.

2) 요리법
끓는 물에 2~3분 정도 데치는 것이 효능이나 식감과 향을 제대로 살릴 수 있다. 데친 나물을 물에 한나절쯤 담가 쓰고 떫은 맛을 우려낸다. 갓 올라온 새순이나 어린잎을 따서 데친 후 무쳐 먹는 나물무침과 데쳐서 말려두었다가 먹는 묵나물로 이용한다. 된장이나 새콤달콤한 초고추장에 무쳐 먹어도 맛있다.

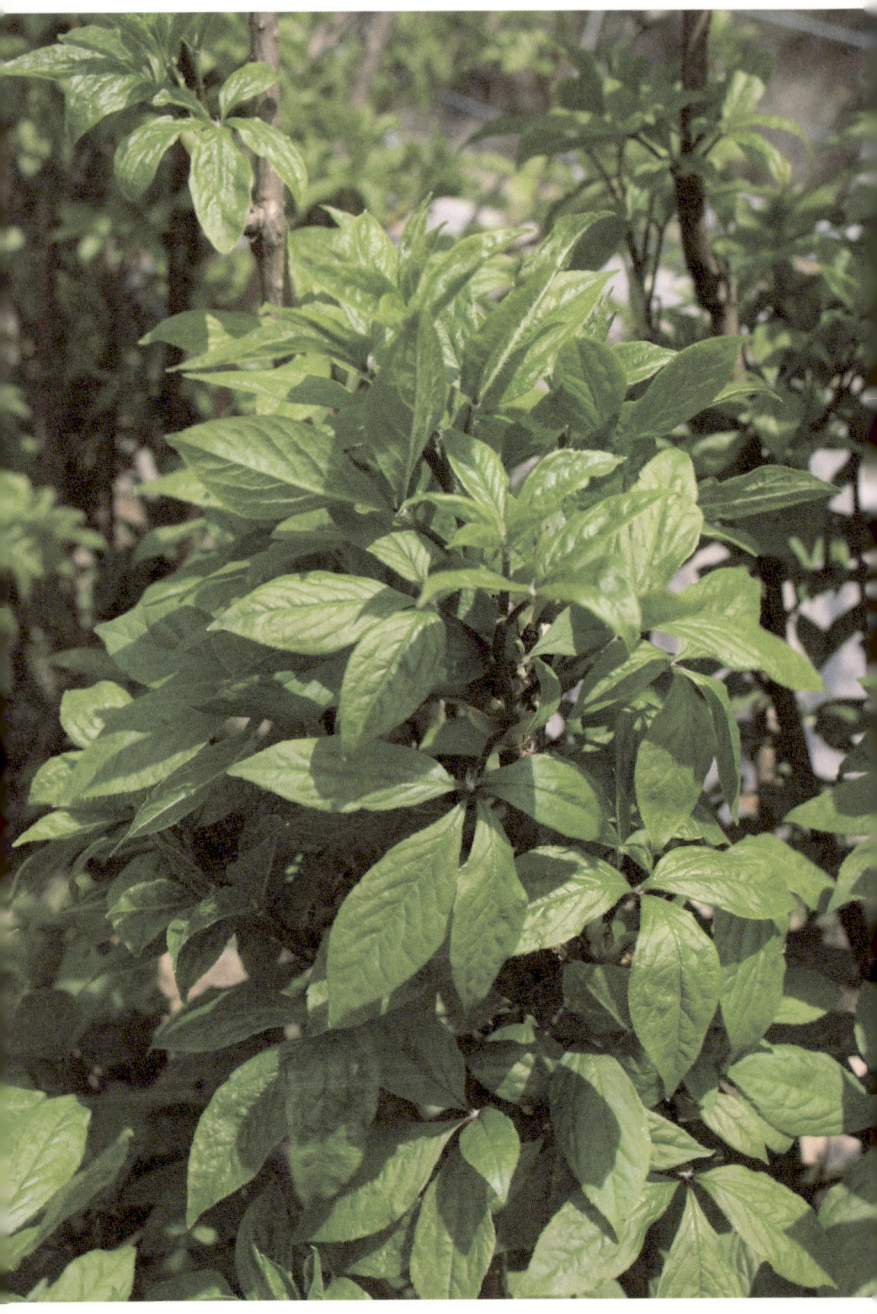

44_ 오갈피나무순

1. **식물별명** : 오갈피나무, 참오갈피나무, 오가피나무

2. **생약명** : 한방에서는 잎이 5장이고 더하여 껍질을 약으로 쓴다고 오가피라고 한다.

3. **식물생태 및 나물특성** : 오갈피는 하늘이 내린 선물이라 하고 만병을 다스리는 명약초라 한다. 예로부터 오갈피는 불로장생의 영약으로 자양강장의 약초이며, 인삼과 비교할 만큼 탁월한 약효를 가지고 있기에 인삼나무라고도 한다. 특히 뛰어난 약성 때문에 제2의 인삼으로 불릴 정도로 만병통치약으로 알려져 있다. 성질은 따뜻하고 맛은 맵고 쓴 편이며 독성은 없다.

4. **효능** : 주요 성분은 칼슘, 철, 마그네슘, 아연, 셀레늄, 몰리브덴, 사포닌, 플라보노이드, 베타카로틴, 비타민, 나이아신, 엽산 등이다.

   오갈피의 기능은 폐와 신장을 보하고 간세포보호, 지방간

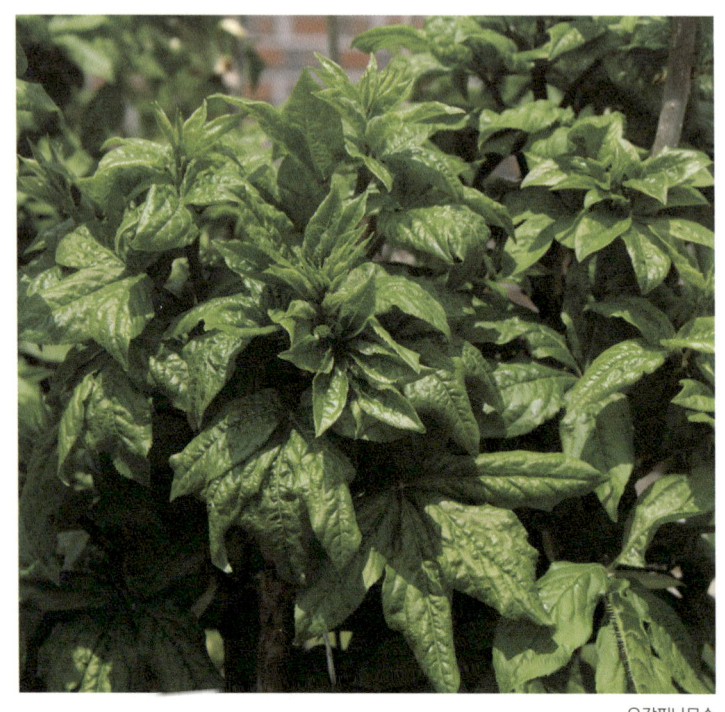

오갈피나무순

억제작용과 자양강장, 항암으로부터 면역증진작용을 한다.

오갈피나무나물은 첫째 간 건강에 좋다. 둘째는 피로해소, 스트레스완화, 기억력을 회복시키는 효과가 있다. 셋째 면역력과 자양강장 효과가 있다. 넷째 관절염, 류마티스 관절염에 효과가 있다. 다섯째 혈당수치를 낮추어 당뇨에 효능이 있다. 여섯째 중풍(뇌졸중)을 치료하는 효과가 있다. 일곱째 혈액 속의 콜레스테롤의 수치를 낮추고 고혈압, 동맥경화, 간질환 등에 효과가 있다.

5. 채취 및 요리법

1) 채취시기

3~5월에 어린잎과 어린 새순을 나물로 먹는다. 살짝 데쳐서 반나절쯤 담가 쓴맛을 우려낸다. 연한 잎은 데치는 과정에서 흐물흐물해져 먹기가 곤란하므로 잎이 억세기 전의 적당한 크기의 잎을 채취하여야 한다.

2) 요리법

끓는 물에 30초~3분 정도 살짝 데치는 것이 효능이나 식감과 향을 제대로 살릴 수 있다. 갓 올라온 새순이나 어린잎을 따서 데친 후 물에 반나절쯤 담가 쓴맛을 우려낸 뒤 무쳐 먹는 나물무침과 데쳐서 말려두었다가 묵나물로 이용한다. 요리는 나물무침, 묵나물, 장아찌 등으로 이용한다.

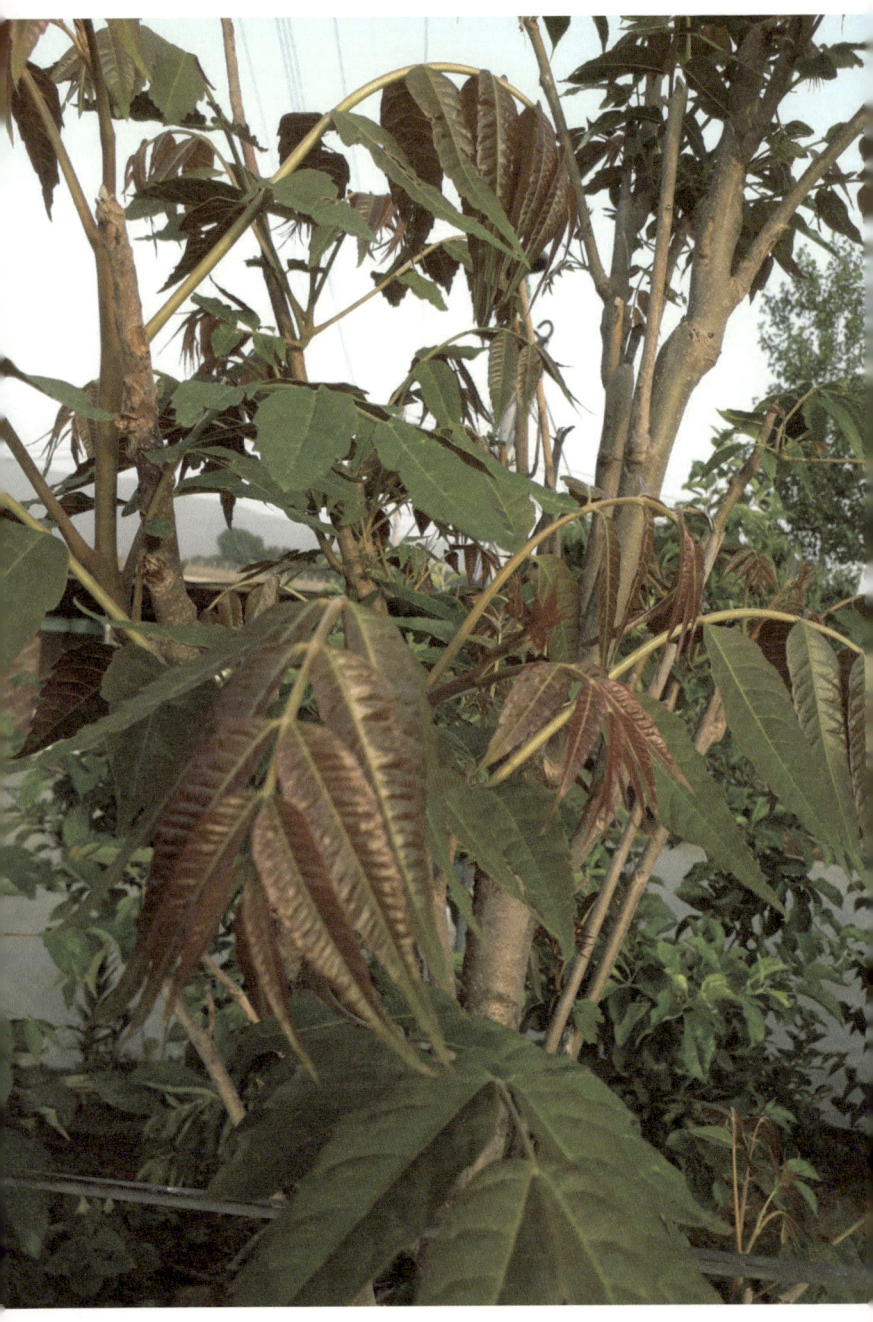

45_ 참죽나무순

1. **식물별명** : 가죽나무, 개가죽나무, 참중나무, 충나무, 쭉나무, 참가중나무
2. **생약명** : 한방에서는 나무의 잎이 춘자 모양으로 많이 나고 뿌리껍질이 희다 하여 춘백피라고 한다.
3. **식물생태 및 나물특성** : 낙엽성 교목으로 산속의 양지바른 숲속에서 자라고 그리고 마을의 집주변에 흔히 심고 있다. 20~30m 높이로 자란다. 어긋나는 잎은 길이가 30~60cm이다. 6~7월에 개화하며 꽃은 작고 백색이다. 봄에 나는 어린순과 잎을 나물로 먹는다. 맛과 향이 특이해 봄에 채취해 무침, 장아찌로 1년 내내 저장해서 먹을 수 있다.
4. **효능** : 주요 성분은 베타카로틴, 폴리페놀, 플라보노이드, 비타민, 칼슘, 칼륨, 인, 철분 등이 있다. 플라보노이드라는 성분이 다량 함유되어 있다. 이 성분은 체내에 암세포가 형성이 되는 것을 막아주며 암세포의 증식과 전이를 억제해주어 암 예방에 효과적이다. 베타카로틴, 칼륨 성분이 다량

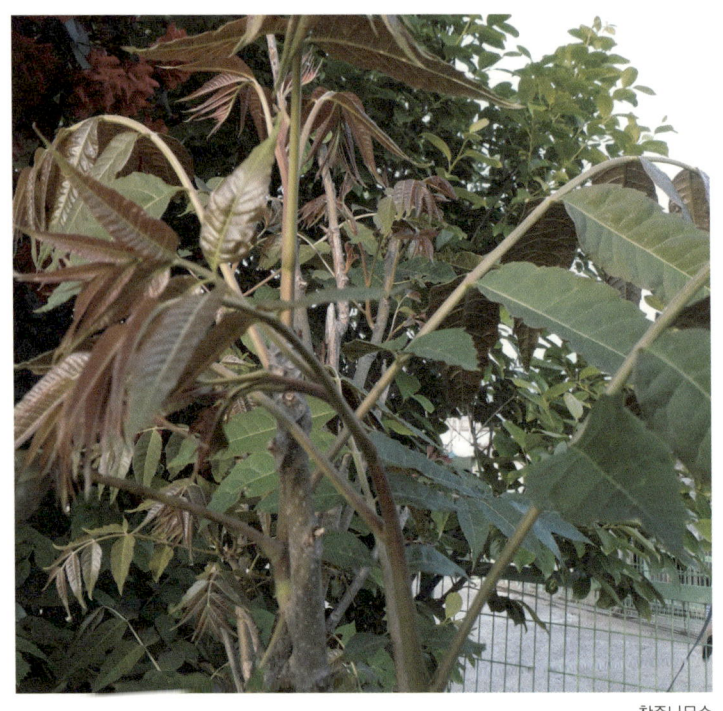

참죽나무순

으로 들어 있는 나물을 꾸준히 섭취하면 LDL(나쁜 콜레스테롤) 같은 혈관 속을 망가뜨리는 것을 원활하게 배출하도록 도와주고 있으며 중성지방 수치를 저하시켜 준다. 따라서 혈관질환에 해당되는 동맥경화, 심근경색, 고지혈증, 고혈압 같은 질환을 개선 및 해당 질병을 예방하는 데 도움을 준다.

5. 채취 및 요리법

1) 채취시기
3~5월에 새순을 잎줄기째 채취한다. 보드랍고 노릿한 향이 입맛을 돋운다. 독성이 있으므로 생으로 먹으면 안 되며 데쳐서 먹는 것이 좋다.

2) 요리법
끓는 물에 30초~3분 정도 살짝 데치는 것이 효능이나 식감과 향을 제대로 살릴 수 있다. 갓 올라온 새순이나 어린잎을 따서 데친 후 물에 반나절쯤 담가 쓴맛을 우려낸 뒤 무쳐 먹는 나물무침과 데쳐서 말려 두었다가 묵나물로 이용한다. 요리는 나물무침, 묵나물, 장아찌 등으로 이용한다.

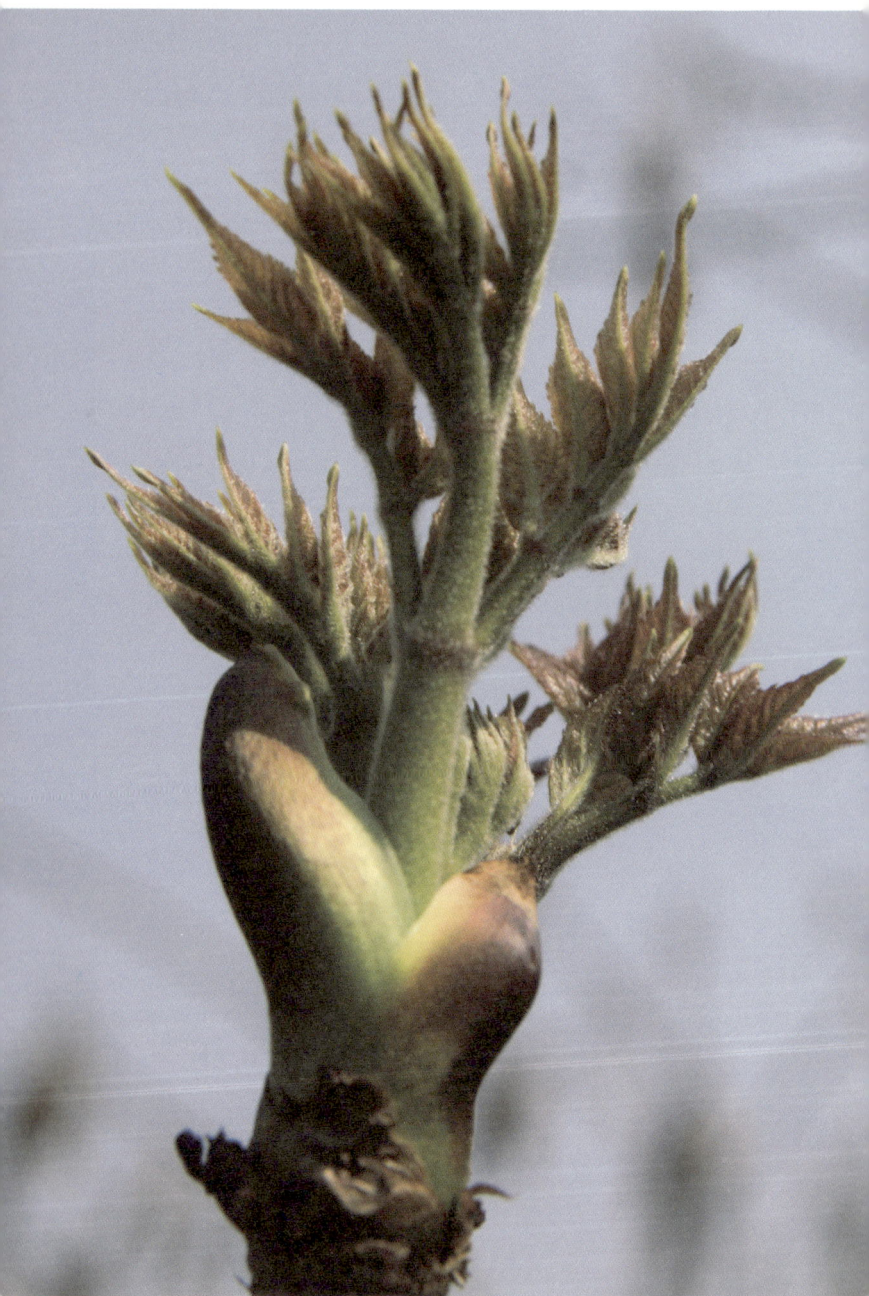

46_ 두릅나무순

1. **식물별명** : 참두릅, 드릅나무, 나무드릅, 참드릅
2. **생약명** : 한방에서는 나무에 머리처럼 달린 나물이라 하여 목두채, 새순이 모여 달리는 나무라 하여 총목이라고 한다.
3. **식물생태 및 나물특성** : 산속 양지바른 숲가나 산기슭, 골짜기에 작은 군락을 이루며 자란다. 수직적으로는 표고 100~1,000m, 수평적으로는 전국에 분포한다. 낙엽관목으로서 높이 3~4m이고 산에서 자란다. 나무껍질은 회갈색이다. 원줄기는 가지가 많이 갈라지지 않고 가지나 잎자루에 거센 가시가 있다. 잎은 어긋난 겹잎을 가지고 있다. 개화기는 7~8월로 가지 끝에 자잘한 흰색 꽃이 모여 핀다.

두릅은 두릅나무의 어린순을 말한다. 향기와 촉감이 뛰어나 산나물의 왕이라고 부른다. 봄의 두릅은 금나물이라고 말할 정도로 귀한 나무나물이다. 봄부터 초여름에 가지 끝에 난 새순을 따서 식용하는데, 가지 한 개당 새순은 몇 개밖에 나지 않는다. 새순을 모두 채취해 버리면 그 포기는 시

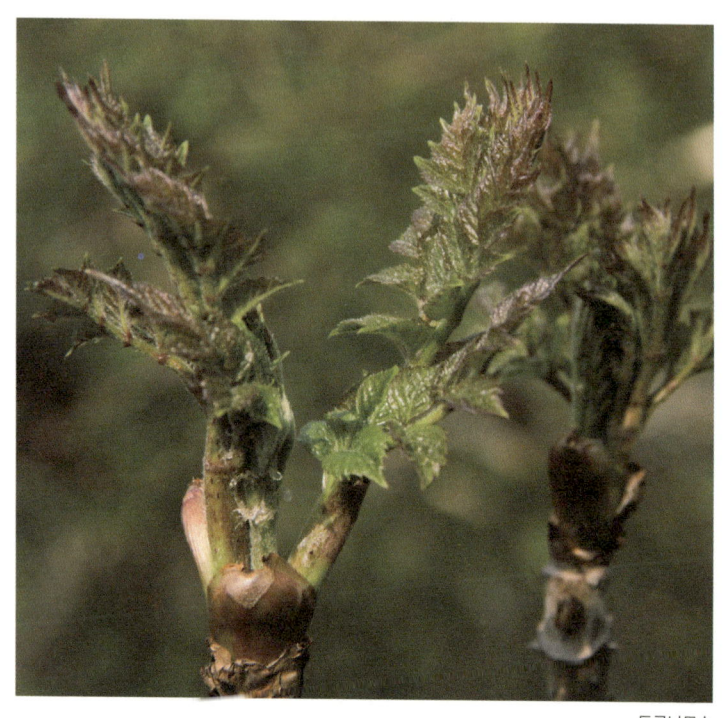

두릅나무순

들어 버리므로 맨 끝에 있는 첫 번째 새순만 따고 두 번째, 세 번째 새순은 남긴다. 첫 새순을 채취하고 나서 또 올라오는 새순도 나물로 먹는데 처음 나온 것은 매우 부드럽고 두 번째 나온 것은 향이 더 강하고 맛이 좋으나 조금 억세므로 데쳐서 껍질을 벗겨내는 것이 좋다.

4. **효능** : 두릅은 단백질, 칼슘, 비타민C가 풍부하다. 해열, 강장, 건위, 이뇨, 진통, 거담 등의 효능이 있고, 특히 위의 기능을 왕성하게 하여 위경련, 위궤양에 효과가 있다.

효능은 자양강장제로 쓰며, 심장을 튼튼하게 하는 강심배당체, 면역력을 높이는 사포닌이 들어 있다. 위궤양, 위암, 당뇨, 저혈압에 좋다.

5. **채취 및 요리법**

1) 채취시기

4~5월에 어린 새순을 나물로 먹는다. 쌉쌀한 맛이 입맛을 돋구는 두릅은 독이 없으며 어린순을 따서 식용한다. 요리는 새순을 채취하여 살짝 데쳐 먹는 숙회와 쌈을 싸서 먹는 숙쌈 그리고 무쳐 먹는 나물무침을 한다.

2) 요리법

끓는 물에 30초~3분 정도 살짝 데치는 것이 효능이나 식감과 향을 제대로 살릴 수 있다. 갓 올라온 새순이나 어린잎을 따서 데친 후 나물무침을 한다. 요리는 숙회, 나물무침, 장아찌 등으로 이용한다.

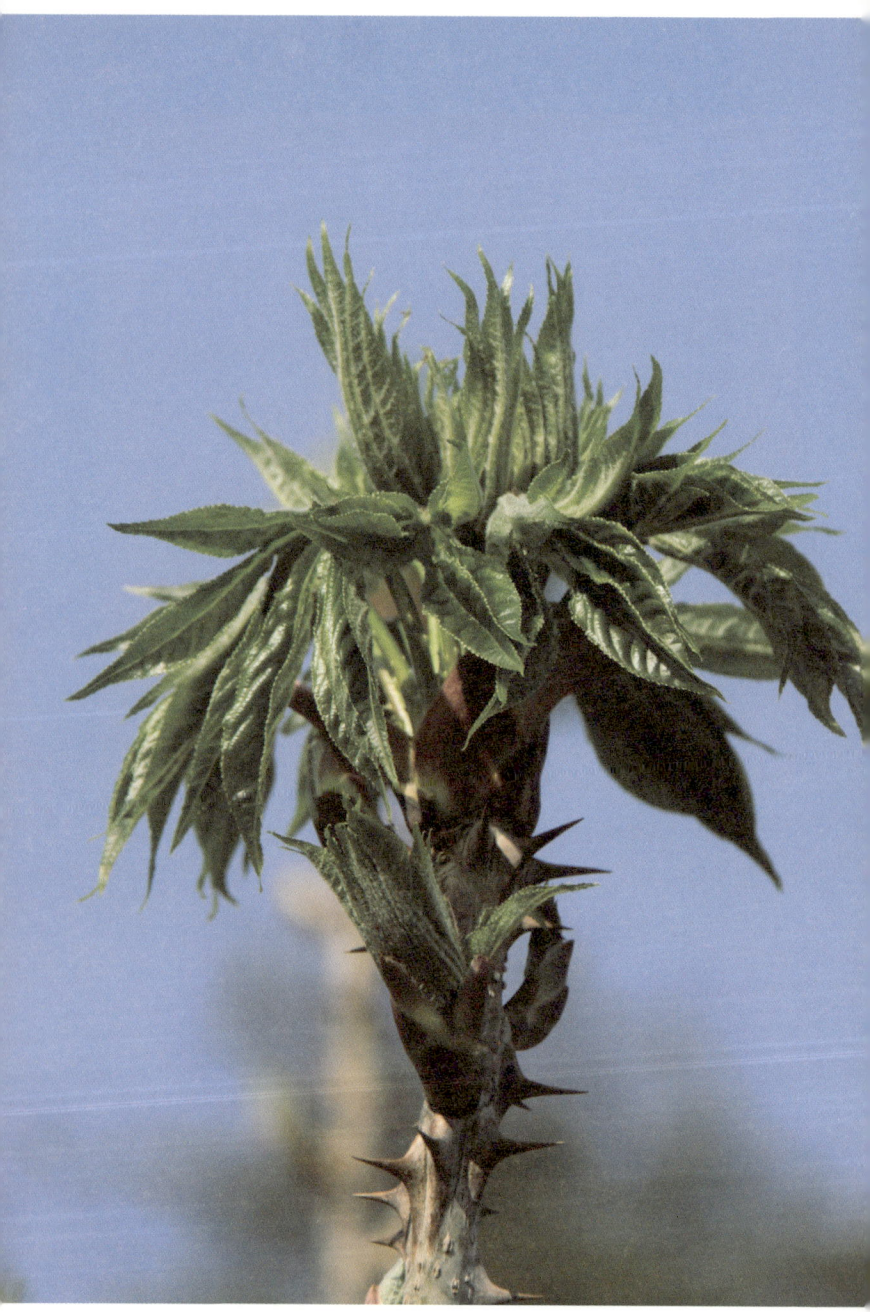

47_ 음나무순 (개두릅)

1. **식물별명** : 엄나무, 개두릅나무, 응개나무, 엉개나무, 멍구나무, 병구나무, 엄목

2. **생약명** : 한방에서는 넓은 잎 오동나무 뿌리라는 뜻으로 해동수, 넓은 오동잎 줄기껍질이라 하여 해동피라고 한다.

3. **식물생태 및 나물특성** : 산에서 자라며 음나무라고 한다. 나무껍질은 회백색이며 억센가시가 있다. 겨울눈은 둥근 달걀형이며 잎자국은 V자 모양이다. 잎은 어긋나고 둥글며 잎몸이 5~9개로 갈라지고 손바닥 모양의 잎맥이 있으며 가장자리에 톱니가 있다. 잎 뒷면에 털이 있고 잎자루가 길다. 어린가지 끝에 연노란색 꽃이 핀다.

   순은 4월 중순경에 올라오면 채취한다. 나무는 찌르는 가시가 있다 하여 자추목이라고 한다. 인삼과 비슷한 약리작용 때문에 봄나물의 황제라고 한다. 쌉쌀한 맛이 입맛을 살리고 나른함과 춘곤증을 이기는 영양제 같은 나무나물이다.

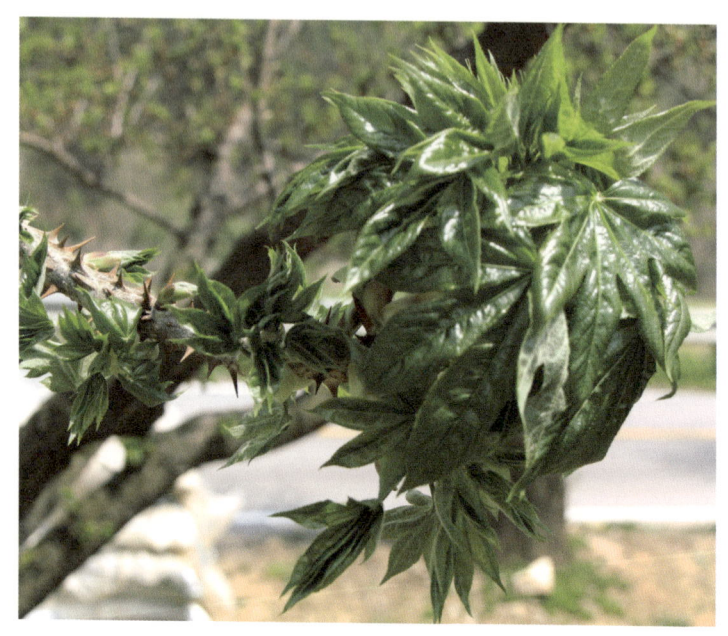

음나무순(개두릅)

음나무는 순, 잎, 줄기 별로 효능이 다르다. 나물로 이용하는 순은 고혈압, 당뇨로 인한 합병증에 좀 더 효과적이고, 잎은 피를 맑게 하고 신장기능을 강화하며 혈당조절 효과가 있고, 줄기껍질(해동피)은 신경통을 다스리고 혈액순환 장애로 팔다리가 저린 것을 완화하고 오십견에 잘 들고, 만성간염이나 간경화에 쓰며 뿌리는 기침가래, 늑막염, 신경통, 관절염, 근육통, 근육마비, 특히 신장의 기능저하로 생기는 신허요통에 쓴다.

4. 효능 : 비염, 위염, 관절염, 가래, 치질 등에 쓰며 면역력을 높이는 사포닌, 염증을 가라앉히는 타닌, 항산화작용을 하는 루틴이 들어 있다. 관절염, 종기, 암, 피부병 등 염증질환에 효과가 있고, 신경통에도 잘 들으며, 만성간염 같은 간장질환에도 효과가 크다. 또한 늘 복용하면 중풍을 예방한다. 당뇨에도 일정한 치료작용이 있고 강장작용도 있으며, 신장의 기능을 튼튼하게 하는 효과도 있다.

5.채취 및 요리법

1) 채취시기

3~6월에 새순이나 어린잎을 채취한다. 순은 쌉쌀하고 고소하며 향이 좋다. 독특한 향에 단맛과 쓴맛을 동시에 가지고 있는 봄철에만 맛볼 수 있는 귀한 나물이다.

2) 요리법

끓는 물에 30초~3분 정도 살짝 데치는 것이 효능이나 식감과 향을 제대로 살릴 수 있다. 갓 올라온 새순이나 어린잎을 따서 데친 후 무쳐 먹는 나물무침과 데쳐서 말려두었다가 묵나물로 이용한다. 요리는 숙회, 숙쌈, 나물무침, 묵나물, 장아찌 등으로 이용한다.

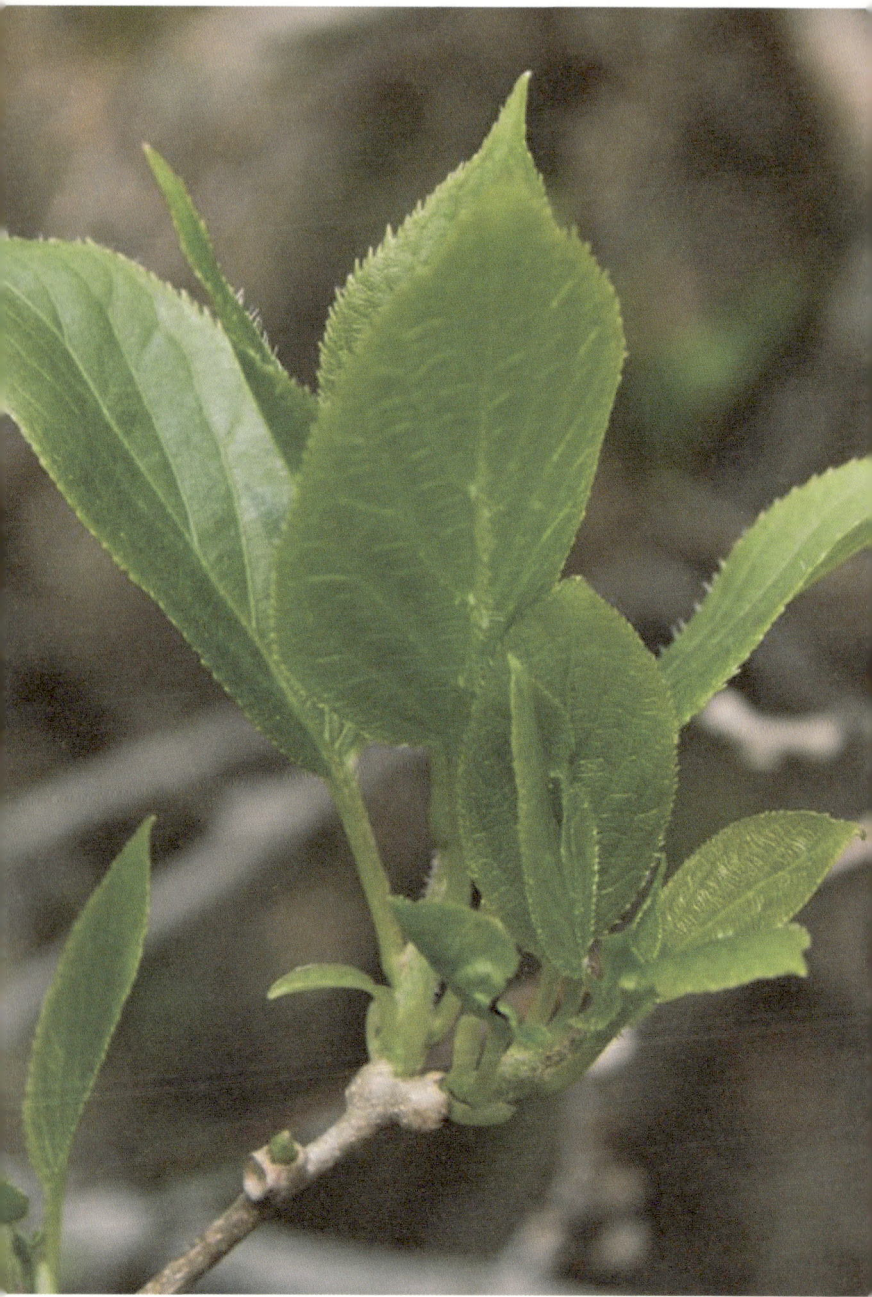

48_ 다래나무순

1. **식물별명** : 참다래나무, 참다래, 다래넌출, 다래너출, 다래넝쿨, 청다래나무

2. **생약명** : 한방에서는 원숭이가 먹는 복숭아라는 뜻으로 미후도라고 한다.

3. **식물생태 및 나물특성** : 깊은 산의 숲속에 자란다. 줄기는 어릴 때는 껍질이 밝은 회갈색이고 밋밋하며 오래되면 너덜너덜해진다. 잎은 길이 6~12cm로 가지에 1장씩 어긋나고, 잎 앞면에 윤기가 있으며 잎 가장자리에는 바늘 같은 잔톱니가 있다. 잎자루 길이는 3~8cm이다. 꽃은 5월 마주보듯이 갈라진 꽃대 끝에 연갈색 빛이 도는 흰색으로 핀다.

다래나무순은 달짝지근하고 맛있는 산나물로 봄철 입맛을 살리는 나무나물이다. 4월 말 5월 초순경에 연하고 부드러운 보통 5~10cm 자란 것을 채취한다. 다래순은 연하면서도 달고 향긋한 맛이 나는 나물이다.

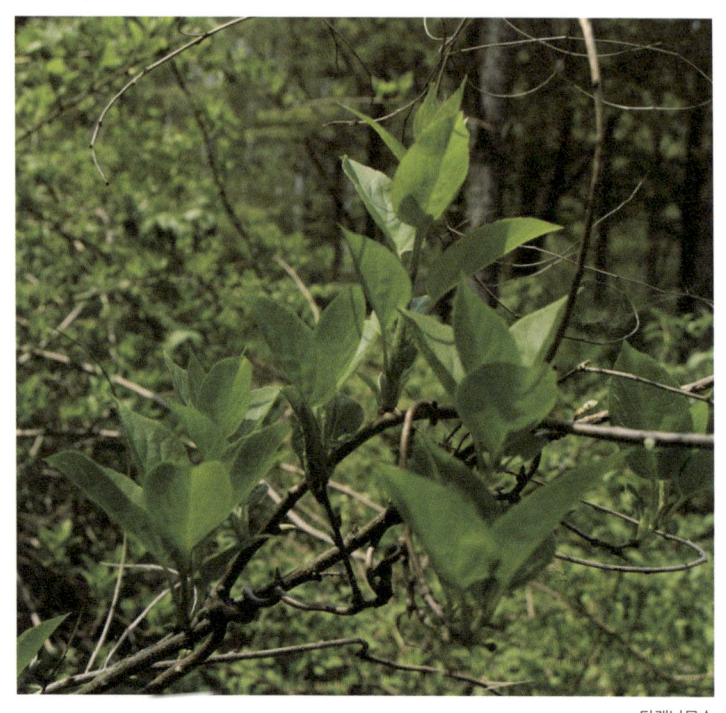

다래나무순

4. 효능 : 잎과 줄기에는 사포닌, 플라보노이드, 비타민C가 많이 들어 있다. 또한 질병에 대한 저항력을 높이는 비타민A, 모세관을 튼튼하게 하는 비타민P가 있다.

효능은 위암, 식도암, 유방암 등에 항암효과가 있다. 그리고 간경화, 고혈압, 불면증, 면역력증강, 중풍, 간염과 관절염에도 효과가 있다.

5. 채취 및 요리법

1) 채취시기
4~5월 덩굴에서 새순이 나오면 햇줄기와 어린잎을 채취하여 나물로 먹는다. 나물은 새순이나 보들보들한 어린잎을 데쳐서 나물무침하고, 어린잎을 데쳐서 말려두었다가 묵나물로 먹고, 된장 간장에 넣었다가 장아찌 등으로 먹는다.

2) 요리법
끓는 물에 30초~3분 정도 살짝 데치는 것이 효능이나 식감과 향을 제대로 살릴 수 있다. 갓 올라온 새순이나 어린잎을 따서 데친 후 무쳐 먹는 나물무침과 데쳐서 말려두었다가 묵나물로 이용한다. 요리는 나물무침, 묵나물, 장아찌 등으로 이용한다.

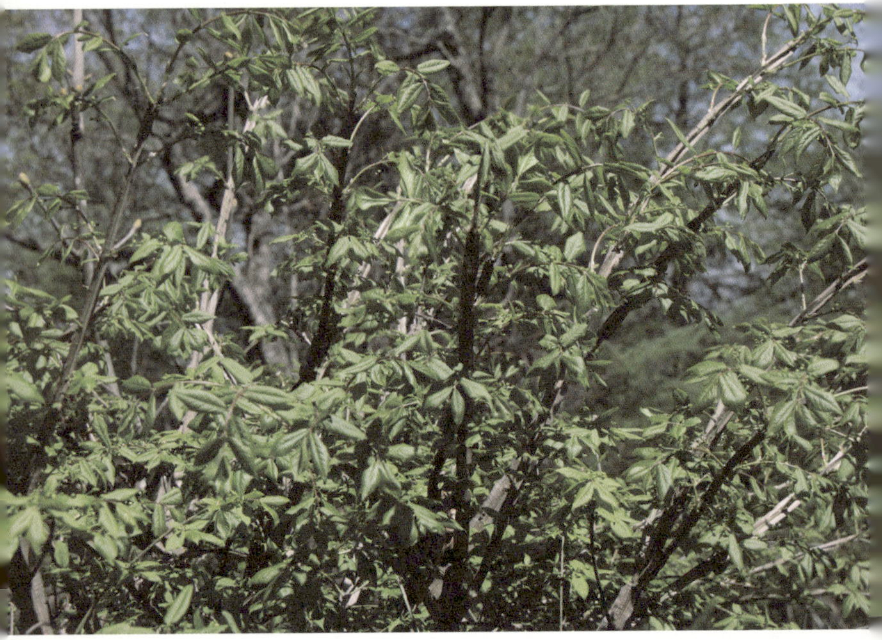

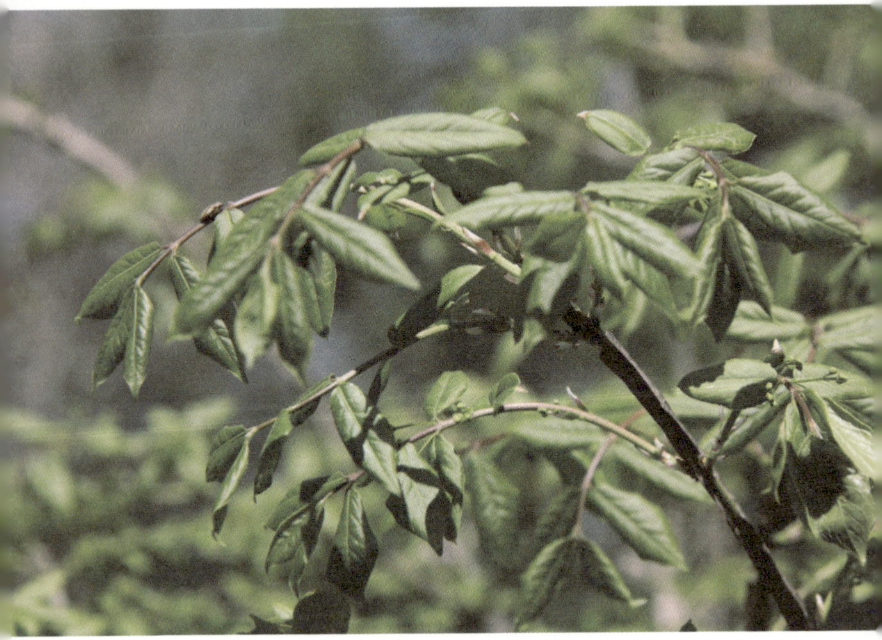

49_ 화살나무순 (홑잎나물)

1. **식물별명** : 홋잎나무, 참빛나무, 참빗살나무, 챔빛나무, 홀잎나무, 홀잎나무, 홑잎나물

2. **생약명** : 한방에서는 귀신의 명패 같은 날개가 달렸다 하여 귀전우라고 한다.

3. **식물생태 및 나물특성** : 전국적으로 낮은 산에서 높은 산까지 바위가 있고 양지바른 기슭이나 숲속에 주로 분포한다. 산야에서 자라는 낙엽관목으로서 높이가 3m에 달하며 가지가 퍼지고 잔가지에 2~4줄의 날개가 있다. 잎은 마주나며 타원형 또는 거꾸로 된 달걀형이고 가장자리에 날카로운 잔톱니가 있다. 잎 뒷면은 회녹색으로 털이 거의 없으며 잎자루가 짧다. 5월에 잎겨드랑이에 작은 황록색 꽃이 2~3개씩 모여 핀다.

산에 나는 나물 중에 일찍 나오는 나무나물이다. 잎을 채취할 때는 가지 끝에 새로 돋아난 연녹색 잎을 딴다. 초여름에 황록색으로 피는 꽃도 좋고, 자잘한 가을단풍도 아름답

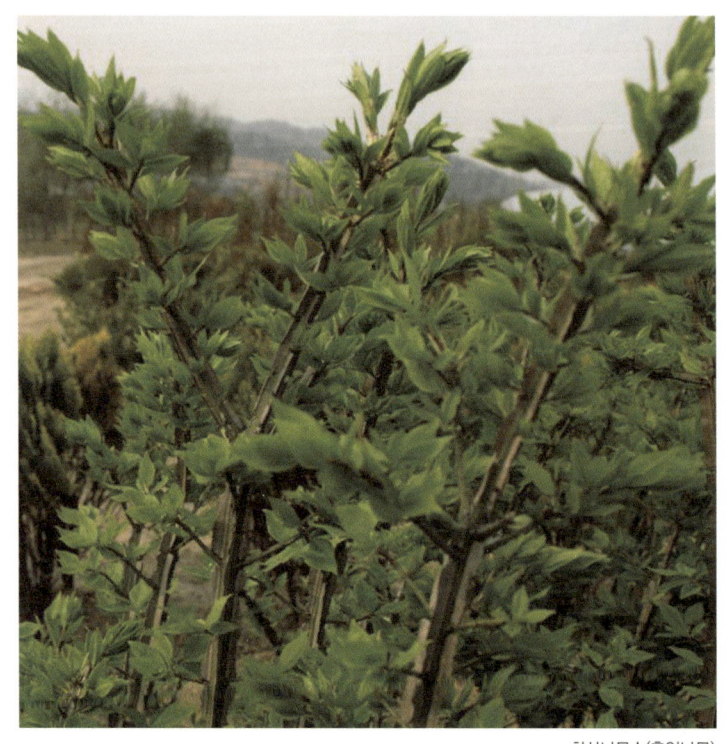

화살나무순(홀잎나물)

고, 귀여운 열매가 한겨울 눈속에서도 볼거리를 제공하는 쓸모가 많은 나무이다. 새순이나 어린잎을 따서 살짝 데쳐 나물무침하고, 된장에 박아 장아찌를 해서 먹는다. 맛은 약간 쫀득하면서 씹히는 촉감이 부드럽다.

4. **효능** : 홉잎나물은 혈액순환을 좋게 하고 염증을 없애 주며 우울증에 좋고 불안한 마음을 안정시켜 준다. 또한 몸속에 혈전을 쌓이지 않게 하여 혈관성질환, 동맥경화 예방에 도움이 되고, 혈당을 낮춰 주고 인슐린분비를 늘려 당뇨에도 좋다.

효능은 당뇨, 고혈압, 무월경, 위암, 식도암에 효과가 있다. 그리고 동맥경화, 갱년기장애에 좋으며 뇌압을 줄이는 만니톨, 항산화작용을 하는 퀘르세틴이 들어 있다.

5. 채취 및 요리법

1) 채취시기

4~5월에 어린순을 나물로 먹는다. 단맛이 나며 강하지도 않은 순한 맛의 나무나물이다. 어린잎을 따서 나물을 잘게 썰어 쌀과 함께 섞어 밥을 지어먹는데 물에 담가 쓴맛을 우려내야 한다.

2) 요리법

끓는 물에 30초~3분 정도 살짝 데치는 것이 효능이나 식감과 향을 제대로 살릴 수 있다. 갓 올라온 새순이나 어린잎을 따서 데친 후 무쳐 먹는 나물무침과 데쳐서 말려두었다가 묵나물로 이용한다. 요리는 나물무침, 묵나물, 장아찌 등으로 이용한다.

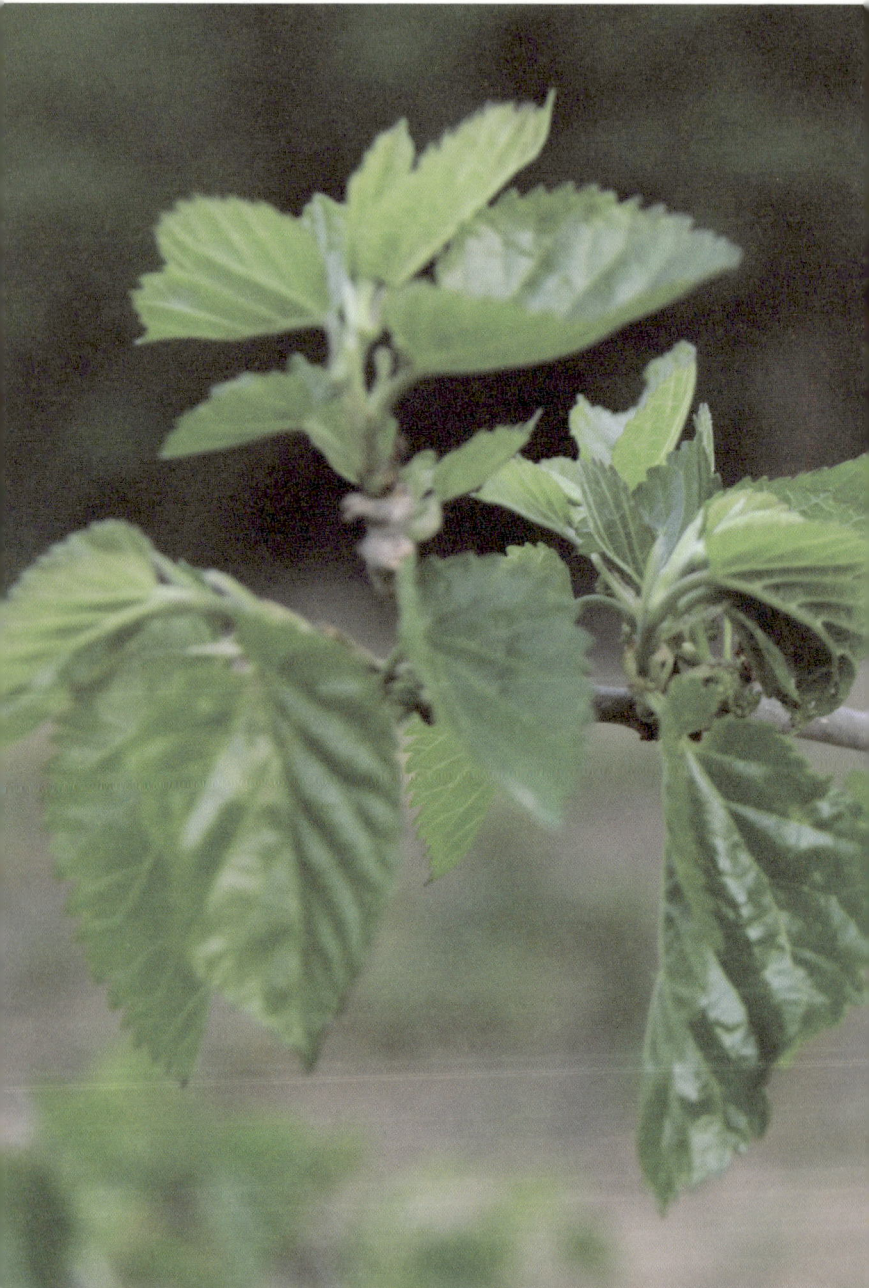

50_ 산뽕나무잎

1. **식물별명** : 뽕나무, 산오디나무
2. **생약명** : 한방에서는 잎을 상엽이라고 한다.
3. **식물생태 및 나물특성** : 낙엽소교목으로서 높이가 7~8m이고 나무껍질은 회갈색이다. 우리나라 울릉도를 제외한 전국 각지의 해발 1,400m 이하에 분포한다. 잎은 어긋나고 달걀형 또는 넓은 달걀형이며 끝이 꼬리처럼 길며 가장자리에 불규칙한 톱니가 있다. 잎 뒷면의 주맥 위에 털이 약간 있다. 어린가지의 잎겨드랑이에 꽃이삭이 달린다. 열매(오디)는 검게 익으며 열매가 익은 후에도 열매 곁에 암술대가 남아 있다. 잎몸이 5개 정도로 크게 갈라지는 것을 가새뽕이라고 한다.

뽕잎순 또는 산뽕잎나물은 봄철 입맛을 돋구어 주는 맛있는 나무나물이다. 산뽕잎은 예로부터 신목이라 하여 오래 먹으면 신선의 약이 된다고 하여 누에와 뽕나무 등을 치료약으로 썼다. 산뽕잎은 영양가 높고 미네랄이 풍부하여 녹차보

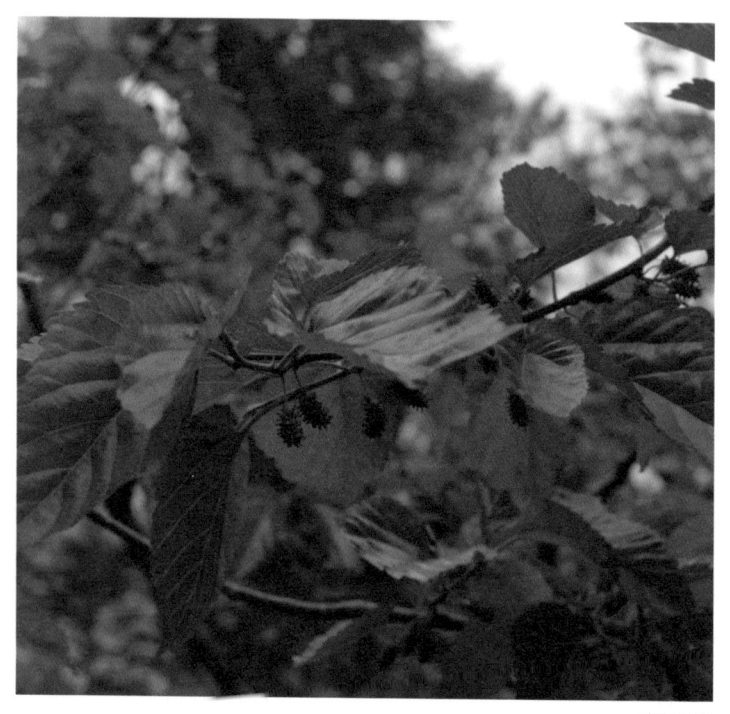

산뽕나무잎

다 높은 섬유질성분을 함유하고 있다. 수험생과 같은 많은 에너지를 필요로 하는 학생들에게 단연 약이 되는 나물이다. 또한 다양한 아미노산이 포함되어 있어 현대인에게 아주 적합한 나물이다. 나물은 새순이나 어린잎을 데쳐서 나물무침하고, 말려두었다가 묵나물로 먹고, 된장 간장에 넣었다가 장아찌 등으로 먹는다.

4. 효능 : 산뽕나무의 새잎은 우리 몸을 소생시키는 작용, 즉 산화를 막고 회춘을 시킨다. 당뇨에 혈당을 낮추고 뇌졸중, 동맥경화, 혈액순환에 좋다. 뇌를 재생시키는 물질이 있다. 뇌졸중의 뇌혈관질환을 치료하는 효능이 있다. 그리고 항암효과, 혈관을 깨끗이 해주고 고혈압, 당뇨에 효능이 있다.

5. 채취 및 요리법

1) 채취시기

4~5월에 어린잎을 나물로 먹는다. 연한 잎은 데치는 과정에서 흐물흐물해져 먹기가 곤란하므로 잎이 억세지기 전 적당한 크기의 새잎을 채취하여야 한다.

2) 요리법

끓는 물에 30초~3분 정도 살짝 데치는 것이 효능이나 식감과 향을 제대로 살릴 수 있다. 갓 올라온 새순이나 어린잎을 따서 데친 후 무쳐 먹는 나물무침과 데쳐서 말려두었다가 묵나물을 이용한다. 요리는 나물무침, 묵나물, 장아찌 등으로 이용한다.

참고문헌

1. Rekha et al : Antioxidant activity of the leaf extracts at different concentrations of Lignlaria fischeri from summer and winter seasons. Acta Biological Hungarica. 2015. 66:170-191
2. 강병화 한국생약자원생태도감 2008 지오북
3. 안덕균 한국본초도감 2002 교학사
4. 솔뫼 우리 몸에 좋은 나물대사전 2012 그린홈
5. 이상각 한국의 특수야생자원식물 2015 양평
6. 권현숙 재료하나 처음요리 2014 알에이치코리아
7. 김용환 나물이네 밥상 2008 나물이
8. 이창복 대한식물도감 상. 하. 2003 향문사
9. 이영노 한국식물도감 I, II 2006 주) 교학사
10. 이상각 공저 한국과 세계의 자원식물명 2012 한국학술정보(주)
11. 김태정 한국의 야생화와 자원식물 2009 서울대학교출판부
12. Wildman Steve Brill, Eveiyn Dean. Identifying and Harvesting Edible and Medicinal Plants in Wild(and Not

So Wild) Places. 1994. Hearst Books.
13. 함승시 항암효과가 뛰어난 산나물 57가지 2011 아카데미북
14. 강병화 우리나라 자원식물 2012 한국학술정보(주)
15. 이주연 이주연의 100가지 선물 2017 리더스훼밀리 ABO
16. 이상각 식물원·수목원의 조성과 관리 2015 디자인노을
17. 이상각 치매를 치유하고 뇌를 살리는 약용식물보감 2021 아마존북스
18. 이상각 암, 중풍, 당뇨, 고혈압에 좋은 한국의 약용식물과 약초차 2023 아마존북스